DOCTEUR WEIZSÆCKER

LES THERMES

DE

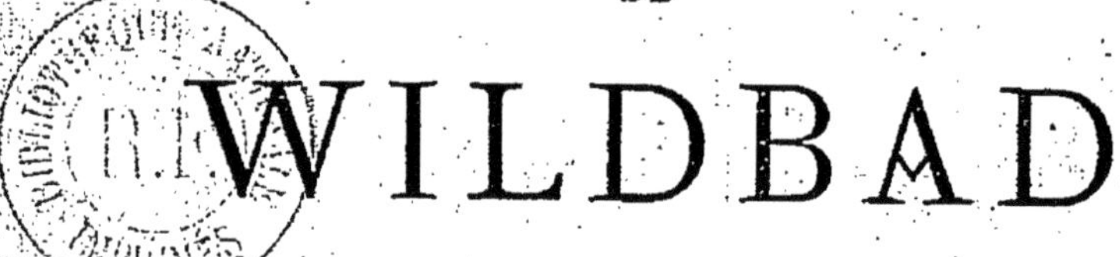

WILDBAD

(FORÊT NOIRE WURTTEMBERGEOISE)

Édition française

PARIS

SOCIÉTÉ FRANÇAISE D'IMPRIMERIE ET DE LIBRAIRIE

15, RUE DE CLUNY, 15

1902

LES THERMES

DE

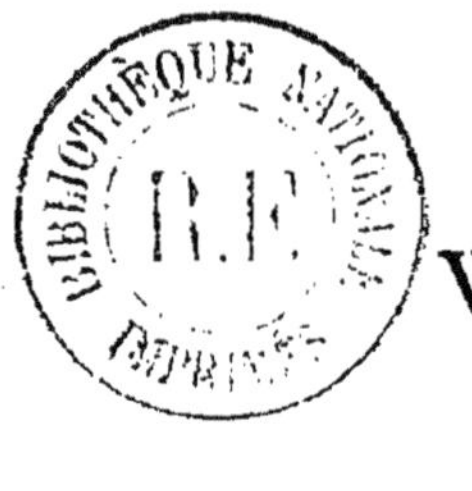

WILDBAD

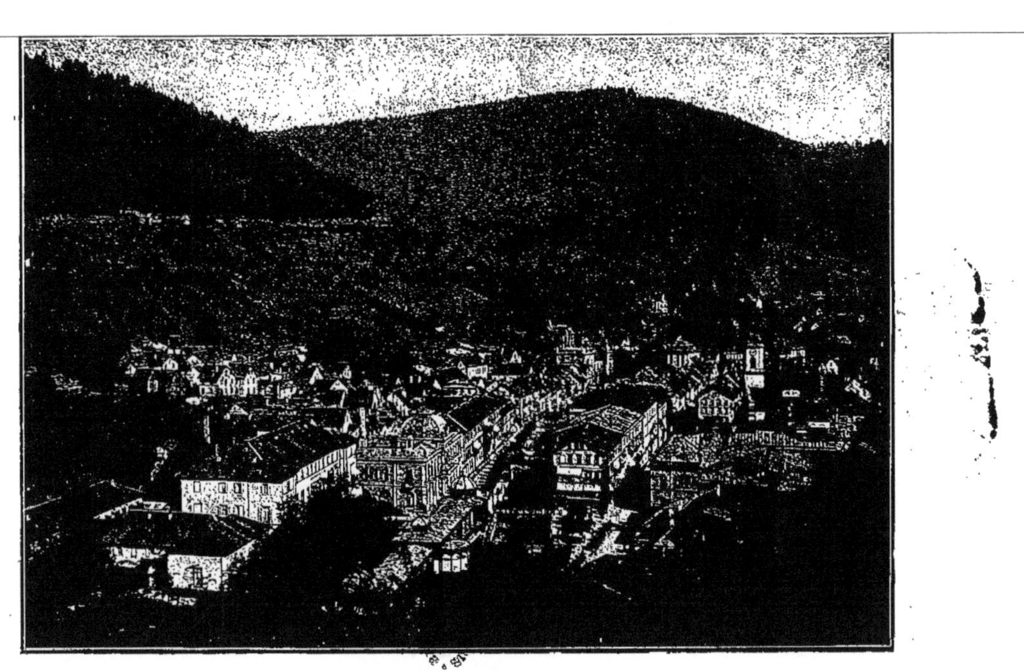

Wildbad vu du sud.

DOCTEUR WEIZSÆCKER

LES THERMES

DE

WILDBAD

(FORÊT NOIRE WURTTEMBERGEOISE)

Édition française

PARIS

SOCIÉTÉ FRANÇAISE D'IMPRIMERIE ET DE LIBRAIRIE

15, RUE DE CLUNY, 15

1902

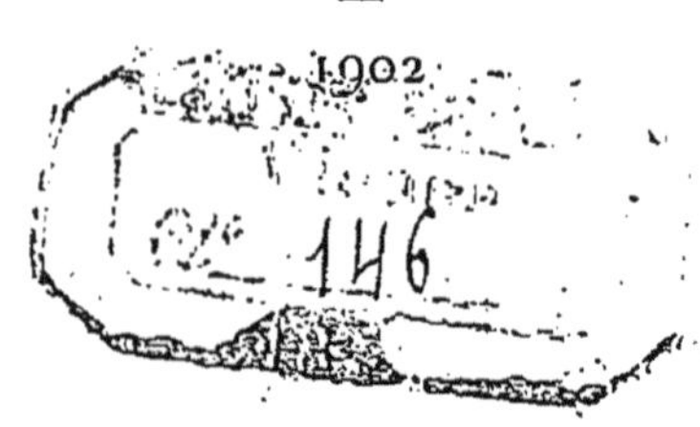

Avant-Propos

L'édition française de mon « Guide de Wildbad » (Forêt-Noire wurttembergeoise) sera, je l'espère, bien accueillie du public international des stations balnéaires et appellera l'attention des médecins et des malades sur nos thermes et leurs vertus curatives.

Un grand nombre de touristes, de malades et de personnes désireuses de se reposer et de se refaire, visitent tous les ans la Forêt-Noire, ses sapinières touffues et ses riants vallons ; des sources thermales en grand nombre y jaillissent des profondeurs du sol, et parmi elles Wildbad occupe un des premiers rangs. Ce rang, notre station ne le doit pas à la vie luxueuse qu'on y mène ni aux attractions sans nombre qu'elle offre ; elle est uniquement redevable de sa réputation à la vertu de ses sources. Les établissements anciens, fort simples, ont fait place à des constructions monumentales offrant tout le confort possible et pourvues de toutes les installations balnéaires modernes ; le nombre des baigneurs augmente d'année en année ; il n'en est pas moins vrai qu'actuellement encore ce sont les sources d'eau minérale naturelle et leur vertu qui constituent la principale attraction de Wildbad.

Or, le livre que je présente au public a pour but de lui donner, sous une forme précise, une idée exacte du caractère spécial et des effets de nos thermes. Pour les quelques chapitres préliminaires j'ai fait appel au concours bienveillant de savants représentants des sciences physiques, naturelles et historiques. Quant à la présente édition française, elle est due à la collaboration désintéressée de M. E. Jaeglé, professeur à l'Ecole spéciale militaire de Saint-Cyr. Il a voulu se libérer ainsi de la dette de reconnaissance qu'il a contractée vis-à-vis des eaux de Wildbad.

Dr WEIZSÆCKER.

I. Situation. Aspect général.

De Pforzheim, l'antique *Porte* de la Forêt-Noire, le chemin de fer de l'Enz conduit à travers une vallée boisée et verdoyante, fort peuplée, jusqu'à Wildbad. Le parcours est de 23 kilomètres et la différence de niveau de 143 mètres. Wildbad (au *Kurplatz*) est à une altitude de 427 mètres, à la même latitude que Stuttgart, quelque peu au sud de Paris, au nord de Vienne, au même degré de longitude que Brême, Francfort, Zurich et Gênes. La gare, vis-à-vis de laquelle s'élève la nouvelle Poste aux Lettres, est située sur la rive gauche de l'Enz. De l'autre côté, sur la rive droite, on aperçoit un nouveau faubourg avec les écoles, la maison de santé municipale, la remise aux pompes à incendie et le gymnase couvert. A gauche de la gare, c'est-à-dire à l'ouest, s'édifie dans le vallon du Rennbach un quartier neuf qui s'étend de plus en plus.

Nous pénétrerons dans la ville par la rive gauche en suivant la *König Karl-Strasse* (rue du Roi Charles). On passe d'abord devant la *Herrnhilfe*, maison de santé pour enfants, avec ses dépendances neuves fort jolies, en longeant l'Enz d'une part et de l'autre la petite ville vieille dont les maisons s'étagent sur le flanc de la hauteur et que couronnent une série de villas neuves, toutes entourées de jardins. On passe devant l'hôtel de Russie, la pharmacie, la Dépendance de l'hôtel Klumpp, et l'on arrive au *König Karls-Bad*, à la *Trinkhalle*, à l'hôtel Bellevue et aux *Anlagen*. Nous eussions pu, en prenant le premier pont, à gauche, près du barrage de la minoterie, entrer en ville par la rue principale, passer entre une quarantaine de maisons et d'hôtelleries, toutes ou presque toutes de dimensions modestes, pour arriver au *Kurplatz*.

En bordure de la place nous apercevrons alors l'église protestante, l'hôtel de ville, l'établissement principal des bains (*Hauptbadgebäude*) avec la fontaine d'Eberhard et les grands hôtels : l'hôtel Royal des bains, avec la salle de conversation, l'hôtel Klumpp, l'hôtel de la Poste, etc. C'est l'antique place, consacrée par le souvenir cinq fois séculaire du comte Eberhard à la barbe en coup de vent. C'est là qu'il descendait pour prendre son bain journalier, jusqu'au moment où ses ennemis acharnés le contraignirent à fuir. Mais par suite d'incendies réitérés et des modifications imposées par le progrès de la civilisation, la place a totalement changé d'aspect sans que celui-ci fût devenu moins imposant ni moins pittoresque.

La place où aboutit la Grand'Rue, en remontant la vallée vers le sud et immédiatement après avoir dépassé l'établissement principal des bains, cette place est tout aussi imposante, mais elle est plus dégagée et plus moderne. De hautes montagnes dominent le « Petit Bain », adossé au *Katharinenstift*, établissement balnéaire fondé par l'Etat pour les indigents, d'ailleurs d'un aspect fort avenant, la *Trinkhalle* aux proportions élégantes, avec les magasins en plein vent, le *König Karls-Bad*, digne du nom royal qu'il porte, et l'hôtel Bellevue, fort engageant. Deux rues neuves partent de cette place : l'une, la rue Olga, à gauche, escalade la montagne, l'autre, la rue Kerner, à droite, longe la rivière torrentueuse et les *Anlagen*. Elles sont bordées de constructions et de villas avec jardins entre lesquelles on n'a que l'embarras du choix. C'est là aussi que se trouve l'église catholique, édifice du style le plus pur. Les baigneurs trouveront encore plus loin des logements, dans toute une série de maisons et de villas qui s'étendent jusqu'au *Windhof*, café très fréquenté.

De là, en franchissant l'Enz, nous revenons sur nos pas, et en passant près d'un *lawn tennis* bien entretenu, près du tir au pistolet et du café de la Rosenau, nous gagnons les *Anlagen*. Ce parc s'étend à droite et à gauche du torrent encaissé entre ses rives rocheuses. L'art et la nature ont su créer là, en combinant leurs efforts, d'agréables sentiers, tantôt ombreux, tantôt ensoleillés, où les promeneurs circulent les uns de plain pied, les autres en gravissant des chemins en pente très bien entretenus, tantôt resserrés, tantôt plus dégagés, pour se reposer enfin devant le kiosque où joue l'orchestre, et non loin duquel s'élève celui du limonadier. De là ils aperçoivent l'élégant théâtre où ils pourront passer d'agréables soirées et entendre jouer par une troupe des mieux composées les nouvèautés dramatiques.

Comme partout dans la Forêt-Noire, l'administration forestière, se préoccupant à bon droit des baigneurs venant chercher santé et réconfort, a su créer de bons chemins. Aussi, en plus de la route d'Enzklösterle en amont jusqu'à Calmbach, Höfen, etc., en aval, les promeneurs ordinaires trouveront à faire le long des versants de la montagne et de la crête, des courses qui leur feront le plus grand bien, tandis que ceux qui ne redoutent pas la fatigue entreprendront un certain nombre d'excursions charmantes (1).

Nous mentionnerons, en renvoyant le lecteur à la carte de la salle de lecture : au nord la *Paulinenhöhe* (533 m.) et le *Wildbader Kopf* (588 m.), Calmbach (383 m., à la gare) par la vieille route à travers bois ou par différents sentiers forestiers partant du *Schillerplatz* ou du *Eberhardsplatz* ; plus loin Höfen (357 m. à la gare), Eyachmühle (480 m.), Schwann (408 m.), Neuenbürg (322 m.), Dobel

---

(1) Nous recommandons aux amateurs les promenades et excursions dans les environs plus ou moins immédiats de Wildbad, combinés par M. Honold, Oberreallehrer, avec chemins marqués en couleurs différentes et indication des distances. En vente partout au prix de 5o pf.

Le bureau de statistique officiel du royaume de Württemberg et le *Schwarzwaldverein* ont publié des cartes à une échelle plus grande.

(689 m.), Herrenalb (365 m.), Schömberg (633 m.), Liebenzell (332 m.), Hirsau (331 m.), Calw (346 m.), Teinach (390 m.) ; à l'est : les Sept-Chênes, le *Riesenstein* (720 m.), le *Kleinenzhof* (479 m.), retour par Calmbach ; au sud : le *Windhof*, le *Lautenhof* et Meistern (711 m.), le *Rollwasserthal* (545 m.), avec le sapin géant (Grosse Tanne) ; à l'ouest par : le *Panoramaweg*, la *Wolfsschlucht*, la *Bärenklinge*, la *Hochwiese* ; plus loin : le *Soldatenbrunnen* (825 m.), le grand et le petit Wendenstein (837-840 m.), la *Grünhütte* (839 m.) ; plus loin encore : le *Wilder See* (907 m.), le Hohloh (998 m.), Kaltenbronn et le *Badisches Jägerhaus* (865 m.).

II. Histoire.

Nul pied humain n'avait encore foulé le sol des vallées du versant oriental de la Forêt-Noire, alors que, depuis des siècles, les Romains avaient découvert et utilisé les sources chaudes de Baden-Baden et de Badenweiler, dans la Forêt-Noire occidentale, puis avaient été chassés, par les Alémans, des territoires bordant le cours supérieur du Rhin. Ce n'a été qu'au cours des onzième et douzième siècles que le versant oriental fut colonisé en grand par les moines de Hirsau, de Reichenbach, d'Alpirsbach et de Herrenalb, de concert avec les comtes de Calw et d'Eberstein et d'autres familles nobles. Mais à cette date-là encore on est surpris de ne trouver aucune mention, ni dans les chroniques des moines, ni dans les chartes de la noblesse, de la perle de l'Enz et de sa source aux vertus curatives. On serait dès lors tenté d'admettre que celle-ci ne fut découverte que dans la seconde moitié du moyen âge, mais qu'alors aussi on en fit aussitôt un très grand usage.

Ce n'est en effet qu'en 1367 que l'histoire profane mentionne le bain d'eau minérale naturelle et la petite ville de Wildbad (*balneum naturale dictum Wiltbad*, *oppidum zuo dem Wildpad*), et cela à propos de la tentative si connue, grâce à la ballade d'Uhland, que firent les comtes d'Eberstein et leurs alliés d'y surprendre le comte Eberhard de Württemberg, alors qu'il y prenait les eaux. Dès 1376, les annales ecclésiastiques en font mention également à propos des fonctions curiales conférées au chapelain de Wildbad, dépendant de Hirsau et de Liebenzell, vu que « de grandes masses de peuple (*gentes*) affluent aux thermes que le populaire nomme Wyltbad, pour la guérison des maux physiques. »

Il existait à ce moment-là, et longtemps après encore dans toute l'Allemagne du sud, de nombreux thermes appelés *wildbad*. En 1345 on donnait ce nom aux bains de Teinach situés tout près de notre station balnéaire ; les villes de Rothenburg ob der Tauher et de Nüremberg avaient leur *wildbad* ; Gastein en Autriche, Kreuth en Bavière, et cinq ou six autres stations bavaroises portent actuellement encore ce nom.

C'est qu'en effet on désigne par *wild* l'eau minérale jaillissant spontanément, de même que *wildsteg* désigne le sentier naturel, *wildsee* le lac qui n'a pas été creusé par la main de l'homme, et *wildkirchli* l'église établie dans une grotte naturelle.

Donc, à partir du quinzième siècle, nous voyons notre Wildbad de la vallée de l'Enz fréquenté par des baigneurs de plus en plus nombreux, tant gens du pays qu'étrangers. Ce sont surtout les comtes de Wurttemberg et les membres de leur famille qui, à l'instar de leur ancêtre le comte à la barbe en coup de vent, aiment à y venir se retremper et se guérir de leurs maux. C'est ainsi que nous y trouvons les comtes Eberhard le Clément, puis Ulrich le Bienaimé, enfin Eberhard le Barbu. Ce fut lui qui dut une première fois rebâtir la petite ville détruite par un incendie en 1464. Wildbad allait d'ailleurs être quatre fois encore la proie des flammes : en 1525, en 1645 et en 1742. Nous y trouvons encore la mère du comte barbu Mathilde, comtesse Palatine (1419-148.), la protectrice des poètes et des savants qui venaient la voir à Wildbad, ou lui envoyaient leurs écrits en guise de souhaits de bienvenue ; les humanistes de Fribourg, de Strasbourg et de Tübingen aimaient d'ailleurs tous à s'y rencontrer. Plus tard nous y trouverons le duc Ulrich (1487-1550), dans les dernières années de sa vie si pleine de vicissitudes. Il y venait souvent deux fois l'an et résidait dans un château élevé au-dessus de l'une des sources. Son fils le duc Christophe (1515-1568) y venait encore plus fréquemment. Sa première visite était motivée par des douleurs au pied qu'il s'était attirées en allant en hiver à Ansbach pour ses fiançailles. Son père, qui ne brillait pas par la douceur, ne lui avait que difficilement accordé l'autorisation d'aller prendre les eaux : « Une fois la plaie fermée, lui avait-il dit, le mal n'en est souvent que pire; de plus, tel que tu es constitué, il se pourrait qu'après la cure tu deviennes gros et gras comme une truie à l'engrais; en tous cas prends bien tes précautions, sans quoi ces eaux-là pourraient prestement te tordre le cou. »

C'est du règne du duc Ulrich que date la première relation concernant la manière dont alors on prenait les eaux. Elle est due à un baigneur, le négociant augsbourgeois Lucas Rem. En voyageant pour ses affaires dans le pays rhénan, en 1521, il avait été pris de violentes douleurs dans les deux genoux, accompagnées d'accès de fièvre et de syncopes. De 1521 à 1540, il vint six fois à Wildbad avec sa femme. Le voyage n'était pas sans danger, car il dut chaque fois se faire escorter par des gens armés. Le journal du négociant méthodiquement tenu nous le montre se baignant tous les jours pendant les trois, quatre ou cinq semaines que durait sa cure, et cele pendant deux, trois, sept ou huit heures, si bien qu'il arrivait au total de 100 à 180 heures, et qu'il avoue lui-même qu'il aurait « dû rester au bain moins longtemps et ne pas prolonger la cure outre mesure; mais, ajoute-t-il, les purgations et les ventouses, si elles n'ont pas toujours été profitables à ma jambe malade, n'en ont pas moins fait le plus grand bien au corps, à la tête, aux autres membres et au reste ». Quoique riche il ne se baigne qu'exceptionnellement dans le bain des nobles; il préfère la grande piscine commune « parce que l'eau y est plus chaude et qu'on y a de la société ».

Il y avait alors — et cela a été maintenu jusqu'en plein

dix-neuvième siècle — quatre sortes de bains, à chacun desquels était affecté un bâtiment spécial. Les princes Albert et Bernard de Saxe-Gotha qui étudiaient à l'Université. de Tubingen nous les décrivent dans leur relation de voyage de 1667 comme suit : « Le premier bain, dit bain des princes, se trouve dans l'hôtel princier (voir ci-dessus). La source est captée en une voûte de pierre de dimensions moyennes. L'eau jaillit de plusieurs conduits. C'est là que se baignent les princes et autres personnages de marque. Le deuxième bain se trouve en avant du premier (sur l'emplacement du grand bain actuel). La source y est captée en une voûte allant se rétrécissant vers le haut. Le bâtiment est surmonté de deux tourelles par lesquelles la lumière pénètre dans l'intérieur, à l'instar en quelque sorte des bains turcs. L'intérieur est divisé en trois compartiments par des cloisons de bois. Le premier, réservé aux gens de qualité, est dénommé bain des seigneurs, les deux autres, destinés aux bourgeois, s'appellent bains des bourgeois. Le troisième bâtiment dit bain des dames se trouve derrière le second près la porte haute ; c'est là que se baignent les personnes du sexe dans trois compartiments organisés comme le précédent. En dehors de la porte haute se trouve le quatrième bain, dit bain des pauvres (là où se trouve actuellement le *Katharinenstift*). Dans ces quatre établissements l'eau jaillit en gros bouillons du roc ; elle a juste la température permettant de s'y baigner sans être incommodé... »

Il y avait des logements en quantité suffisante pour les baigneurs. La cour, comme nous l'avons vu, disposait, depuis le règne du duc Ulrich, pour elle et ses hôtes, d'un bâtiment spécial. Les autres baigneurs descendaient à Saint-Christophe, au Braque, à l'Aigle, au Soleil, à la Lune, à l'Ours, au Cerf, au Glaive, à la Pique, à l'Ange, au Bœuf, au Cor de Chasse, à la Couronne, etc. Toutes ces hôtelleries étaient à la vérité — et jusqu'en plein XVIIIe siècle, voire même après l'incendie de 1742, — des maisons fort modestes à tous égards, mais plus que suffisantes pour les étrangers dont le nombre s'était fort réduit au XVIIe siècle, si néfaste pour l'Allemagne. En 1757, le célèbre professeur de droit public Jean-Jacques Moser, prit les eaux avec succès à Wildbad ; il nous a laissé une relation amusante quoique un peu perruque dans laquelle il déclare que c'est l'Ours qui convient le mieux aux personnes de qualité. « Il a, dit-il, sur le devant, trois chambres au rez-de-chaussée, au premier quatre, plus une grande salle où il y a un poêle. En plus il y a sur le derrière, donnant sur l'Enz, nombre de chambres et de cabinets ; il y en a également sous les combles. De l'autre côté de l'Enz, dans la dépendance, se trouvent quatre pièces, plus quelques chambrettes, et des écuries. Dans chaque chambre se trouve un lit à deux places, avec de bons rideaux aux fenêtres, trois fauteuils, trois tables, quelques chaises, un *lavoir* ou cuvette, et un essuie-main, etc. Les chambres sont hautes et profondes, et entre elles s'étend un corridor qui sert de promenoir. La table est bonne. » Cette dernière assertion se trouve confirmée par la taxe imposée aux aubergistes, etc., que nous communique Moser et où sont énumérés quantité de plats et de friandises. Le comte régnant Frédéric de Hohenlohe-Öhringen (qui plus tard fut élevé au rang de prince) descendit en 1732 au Cor de Chasse, situé à côté de l'Ours, qui l'hébergea d'ailleurs lors d'une seconde visite, avec une suite de vingt-deux personnes. Il y trouva un gîte digne de lui, et, pour le dire en passant, il payait pour le logement 15 florins par semaine, 19 florins par jour pour la table, sans le vin, — qu'il apportait dans ses fourgons, — et 20 kreutzer par jour et par cheval.

On se conformait encore à la règle chère au moyen âge que « les grandes quantités seules produisent les grands effets », tant pour la durée des bains que pour le nombre de verres d'eau minérale qu'on absorbait.

Aussi Moser nous dit-il que « les personnes débiles débutent par un bain d'une demi-heure pour arriver, en restant chaque jour un quart d'heure de plus dans l'eau, à un bain d'une heure ou d'une heure et demie. « Quant à moi, ajoute-t-il, je restai une heure entière dans le bain de propreté, le lendemain j'en pris un d'une heure et demie, le troisième jour je restai deux heures dans l'eau. Je m'en tins là. Il n'est guère prudent d'y rester plus longtemps, même si l'on croit pouvoir le supporter ; par ci par là, moi et quelques autres baigneurs, nous n'hésitions pas à rester un quart d'heure de plus. Vers la fin de la cure, on diminue la durée des bains dans une proportion égale afin de se déshabituer graduellement de ce long séjour dans l'eau ». Notre auteur ajoute par rapport à l'absorption de l'eau minérale qui selon lui constitue un puissant adjuvant, qu'à 5 heures du matin il buvait, au lit, son premier verre, qu'il faisait suivre de cinq autres dans l'espace d'une demi-heure. « Puis, dit-il, je me levais pour me promener un peu, et à 6 heures j'étais au bain. Pendant la dernière demi-heure je buvais encore six verres remplis à même le conduit, au bain des Seigneurs, et je m'en trouvai bien. »

Il n'y avait alors à Wildbad ni médecin ni pharmacien. Le médecin du district de Calw était chargé du service des thermes ; il était tenu, tant que durait la saison, de venir de temps en temps à Wildbad « afin que ceux des baigneurs qui en sentiraient le besoin, pussent le consulter; chacun d'eux le gardait alternativement à dîner. »

C'est à la fin du XVIIᵉ siècle que nous trouvons mentionnées pour la première fois les *Anlagen*, c'est-à-dire une promenade plantée de rangées d'arbres. C'est le duc Eberhard Louis (1677-1733) qui fit planter sur la rive droite de l'Enz, en amont de la ville, une allée double de charmes (allant de la galerie des magasins actuelle jusqu'au pont du théâtre). Dès 1757 Moser est à même de mentionner deux autres allées de hêtres ombreux, le long de l'Enz, à l'extrémité desquelles s'élève un tir à la carabine et une salle de jeux, tandis que sur la rive droite il mentionne une allée de châtaigniers nouvellement plantée. Cela constituait, de part et d'autre, « un promenoir long de 800 pas, bonne mesure. C'est là que se promènent les baigneurs après leur dîner, ou après avoir pris le café, ils se divertissent au jeu, vont s'asseoir dans quelque jardin public bien situé, tel que la scierie et autres, ou bien encore ils s'y rendent à cheval ou en voiture. Ceux d'entre eux qui ont des journaux ou correspondances imprimés ou manuscrits, — deux fois par semaine un messager faisait le service entre Calw et Wildbad, — les communiquent d'ordinaire aux autres, soit au tir, soit encore à la promenade ou en d'autres lieux ; quelquefois l'un d'eux lit à haute voix un article et les autres écoutent ».

Comparée à ce qu'elle était alors à Aix-la-Chapelle, à Pyrmont, à Karlsbad, l'existence des baigneurs de Wildbad était encore bien simple et bien champêtre, quoique dans les vingt dernières années du XVIII° siècle les *Anlagen* de la rive gauche de l'Enz se fussent considérablement étendues.

Elle resta la même pendant le premier tiers du XIX° siècle. Ce ne fut qu'en 1804 qu'un médecin, le Dr S. Teuffel, de Tuttlingen (mort en 1847 à Karlsruhe où il était conseiller intime et médecin du grand-duc) vint s'établir à demeure à Wildbad.

Il quitta en 1807 et eut pour successeur, en 1808, S. B. Härlin (mort en 1865 à Ulm comme conseiller supérieur médicinal de cercle). Justin Kerner, le poète et médecin spirite bien connu, lui succéda en 1811. Härlin et Kerner faisaient partie du groupe de poètes romantiques dont Uhland, leur ami, était le chef. Sans ses visites, sans les lettres qu'il échangeait avec eux, sans le commerce avec les Muses, l'existence n'eût guère été tolérable pour eux à Wildbad. Kerner gagnait à peine de quoi vivre. Aussi n'est-il resté qu'une année au cours de laquelle il écrivit sa monographie de Wildbad, œuvre classique en son genre, et composa maint poème parfait et maint conte charmant qui lui valut les éloges d'Uhland, qui pourtant ne les prodiguait pas.

Quand enfin le pays se fut remis d'une trop longue période de guerres et de disette, le roi Guillaume Ier (1816-1864), souverain prévoyant et énergique, put consacrer aux thermes de la Forêt Noire wurttembergeoise les soins et la sollicitude dont ils étaient dignes. En 1826 furent édifiés les nouveaux bains des pauvres, le *Katharinenstift*; en 1835, quand, pendant qu'on réparait les conduits de la source qui fournit l'eau minérale aux buveurs, deux nouvelles sources jaillirent du roc, on résolut d'agrandir tous les établissements balnéaires en leur faisant subir une rénovation complète. A ce moment-là on procédait avec une sage lenteur tant pour voter les crédits que pour les employer, aussi mit-on neuf ans, de 1839 à 1847, à édifier l'imposant Hôtel des Bains (*Badhotel*) et le grand établissement des bains sur la place du marché dénommée à partir de ce moment *Kurplatz*, les deux d'après les plans de l'architecte Thouret, qu'à ses débuts Goethe avait découvert à Stuttgart pour l'employer à la reconstruction du château et du théâtre de Weimar, où ses services furent fort appréciés. L'hôtel fut élevé sur l'emplacement de la maison forestière et du château ducal qui en 1799 avait été transformé en « Palais »; le grand établissement des bains remplaçait les différentes bâtisses sombres et irrégulières édifiées au-dessus de la source. On vit surgir alors un édifice imposant en grès rouge « d'une structure originale et fine librement adaptée au style byzantin ». Dès 1842 une partie de l'édifice put être, avec les salles du nouvel hôtel des bains, mise à la disposition du public. En 1843 et en 1844 d'autres salles de bains lui furent ouvertes. C'est également à ce moment-là qu'on établit la promenade sur le flanc de la montagne derrière le *Badhotel*.

Dans l'intervalle le nombre des baigneurs s'était sans cesse accru; en 1830 on en comptait 470, en 1835 ils étaient 715 et en 1838, 1235, dont 376 « étrangers »; l'an d'après il en vint 1424, dont 484 étrangers. En 1837, le médecin anglais Granville avait fait paraître son livre sur les stations balnéaires allemandes. L'éloge qu'il y faisait de Wildbad y avait attiré un grand nombre de ses compatriotes, ce qui décida un membre de la noblesse wurttembergeoise à faire édifier un hôtel de premier ordre, l'hôtel Bellevue, en 1839.

On chercha à obtenir un rendement plus considérable de l'eau minérale. De 1838 à 1852, grâce à 28 forages, le débit fut porté de 19, 54 pieds cubiques par minute à 25, 31. En 1857, pour obtenir un plus grand nombre de cabinets de bains, on édifia le petit établissement de bains (*Kleines Badgebäude*), derrière le grand. En outre, l'administration se préoccupa de rendre la ville d'eau plus accessible aux voyageurs ; la même période vit naître de bonnes routes, celle qui réunit la vallée de l'Enz à celle de la Nagold, de Hirsau à Calmbach, de 1838 à 1841, celle de Neuenbürg à Calmbach, dans la vallée de l'Enz de 1846 à 1848, celle de Calmbach à Wildbad en 1853.

De 1856 à 1860, l'impératrice de Russie, Alexandra, prit les eaux à trois reprises à Wildbad. Grâce à elle notre station acquit un renom européen. Aussi l'administration travailla-t-elle sans relâche sous le gouvernement du roi Charles (1864-1891) au développement de Wildbad. En 1868, notre ville d'eaux fut réunie au grand réseau des voies ferrées du continent ; en 1872, on construisit la belle route qui relie par la haute vallée de l'Enz Wildbad à Enzklösterle ; 1881 vit la transformation de la partie de la ville située sur la rive gauche de l'Enz par l'établissement de la rue du roi Charles (*König Karl Strasse*) partant de la gare. En 1875 et dans les années suivantes, le rendement des sources et leur utilisation furent portés à leur maximum sous l'impulsion de l'énergique médecin Renz, inspecteur des eaux, avec la collaboration de l'ingénieur de première classe Ehmann qui avait fait ses preuves en dotant d'eau potable le Wurttemberg tout entier et en particulier les plateaux de l'Alb. De 1867 à 1871 avait été édifié le nouveau *Katharinenstift*, édifice style renaissance fort beau malgré sa grande simplicité et qui, au sud du grand établissement des bains, est destiné aux malades indigents. Il est dû au directeur des bâtiments Bok. En 1878 et 1879 le même architecte construisit, en face du *Stift*, de l'autre côté de l'Enz, la *Trinkhalle*, élégant promenoir tout en fer. En 1882 et 83 fut édifié un nouvel établissement de bains destiné à recevoir le surplus des baigneurs à l'étroit dans l'ancien, sur la rive gauche de l'Enz, dit *König-Karls-Bad* et situé entre l'hôtel Bellevue et la dépendance de l'hôtel Klumpp. De 1891 à 1892 l'architecte Berner, ingénieur de 1re classe, compléta son œuvre en élevant en avant des bains un pavillon d'entrée, imposant et fort beau, qui contient les salles de réunion et de lecture, bes bains russes et romains et un gymnase médical. L'inauguration eut lieu après l'avènement du roi Guillaume II dont l'auguste épouse, la reine Charlotte, prit avec le plus grand succès en 1894 les eaux de Wildbad. A partir de ce moment les agrandissements et les embellissements se succèdent sans relâche. En 1895, les *Anlagen* furent considérablement étendues. En 1897, le Baurat Weigle, de Stuttgart, construisit la magnifique salle d'attente du grand établissement des bains, en style mauresque, et en 1898, le Baurat Beger, de Stuttgart également, reconstruisit le théâtre. Pendant l'hiver de 1899 à 1900, et celui de 1901 à 1902, ce dernier remania complètement les locaux balnéaires du grand établissement des bains. En même temps, on construisit dans les nouvelles *Anlagen* un chalet pour la cure de lait (*Milchtrinkhalle*) et une hutte préhistorique. On établit en même temps le *Charlottenweg*, menant des Anlagen à la forêt, et cela en pente douce de façon à être praticable aux fauteuils à roulettes. Tous les baigneurs sans exception peuvent donc à présent, le plus commodément du monde, faire des promenades en forêt.

En même temps que se développaient les établissements balnéaires, la ville s'étendait également. L'ouverture de la voie ferrée en 1868 entraîna la création de rues nouvelles, et les habitants se mirent avec ardeur à élever des constructions neuves. En 1871, la ville comptait 3.049 âmes ; en 1890 ce chiffre s'était élevé à 3.532 et la localité tout

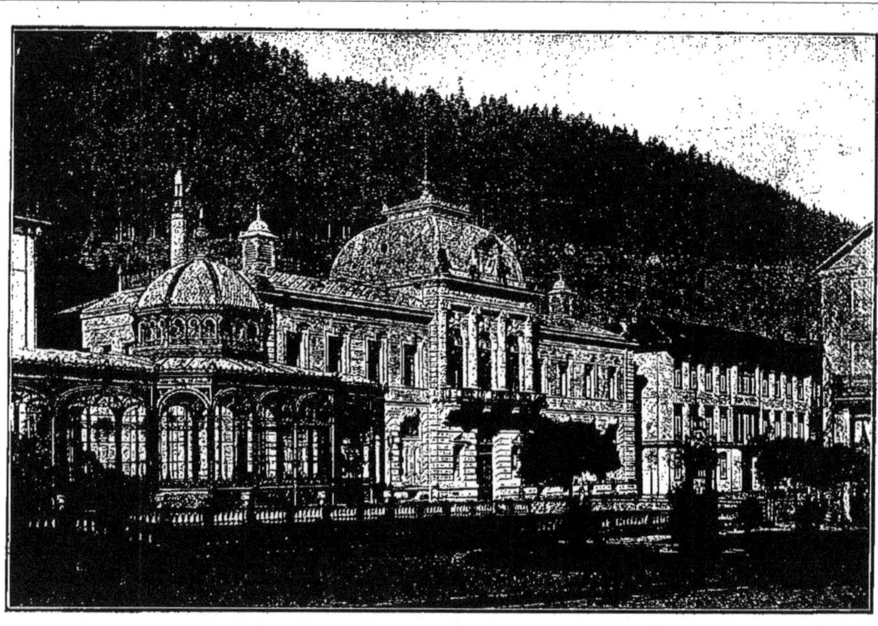

Le König Karlsbad.

entière, maison par maison, pourrait-on dire, prit un air plus avenant. L'administration municipale fit tout ce que l'on était en droit d'attendre d'elle pour rendre le séjour de Wildbad agréable et sain, l'éclairage public fut perfectionné, le « tout à l'égout » exécuté, la ville fut pourvue de bonne eau potable, les chemins sont bien entretenus. En un mot, rien ne fut négligé de ce qu'exige, en fait de salubrité et de confort, la civilisation moderne.

L'église protestante, à la vérité, n'est qu'un édifice style xviiie siècle, un peu nu. Elle date de la réédification de la ville après le grand incendie de 1742, et on désirerait la voir remplacée par un édifice plus monumental ; par contre, le culte catholique est dignement célébré dans une église gothique que l'architecte Morlok édifia en 1878 en un site fort pittoresque sur le bord de la route de la vallée de l'Enz (*Kernerstrasse*), tandis que pour les baigneurs appartenant au culte anglican on avait dès 1865 bâti une chapelle dans les *Anlagen*. Les hôtels sont bons : les trois premiers, le *Badhotel*, l'hôtel Bellevue et l'hôtel Klumpp (ancien hôtel de l'Ours), lequel a successivement absorbé la Pique, le Soleil, le Cerf, etc. et qui s'est accru de 1856 à 1857 d'une très grande dépendance située sur la rive gauche de l'Enz, sont organisés, de l'aveu même des baigneurs, de façon à satisfaire à tous les besoins, même à ceux des plus exigeants.

Si Aix-la-Chapelle, en 1818, et Karlsbad, en 1819, ont inscrit leur nom dans les Annales de l'histoire grâce aux congrès qui s'y sont tenus, sans d'ailleurs amener de bien grands résultats, Wildbad a été cinquante ans plus tard le point de départ d'événements considérables à l'époque autrement importante où se préparait l'unification allemande. C'est de Wildbad que partait en août 1863, avec le roi Guillaume de Prusse, qui venait d'y faire visite à la reine Elisabeth, la veuve de son frère, le ministre de Bismark, pour se rendre avec son maître à Baden-Baden. En route il dut, pour n'être pas compris du cocher et du valet de pied occupant le siège de la petite victoria, s'entretenir en français avec son souve-

rain, et il le convainquit, quoi qu'il en eût, de la nécessité
de ne pas assister au congrès des princes allemands à
Francfort, qui devait assurer définitivement la prépondé-
rance de l'Autriche en Allemagne. Et c'est de Wildbad également, où il prenait les eaux, qu'en juillet 1870 le comte
Benedetti, représentant de Napoléon à la cour de Prusse,
partit pour Ems où il allait avoir l'entrevue fameuse qui
devait coûter le trône à son maître et mettre sur la tête du
roi de Prusse la couronne impériale allemande.

III. Géologie

La petite ville de Wildbad, enserrée entre les puissants
versants de la vallée, l'eau claire et rapide de l'Enz, et par-
dessus tout les montagnes boisées aux formes vigoureuses
qui entourent la ville, tout cela nous donne une vision bien
caractéristique du paysage de la Forêt-Noire. A dire vrai,
ce n'est pas encore la nature montagneuse, dans toute sa
sauvage vigueur, telle que nous la trouvons au cœur même
de la chaîne; mais le voyageur n'en ressent pas moins,
grâce aux sombres ravins boisés, avec leur fond de
verdure exubérante, grâce aux sapinières ombreuses qui
semblent s'étendre indéfiniment, ce calme grave et bienfai-
sant de la montagne qui contraste si agréablement avec
l'agitation et l'activité hâtive de la plaine. Mais tous ceux
qui savent voir et dont le regard embrasse, d'en bas, les
coupes vigoureuses de la vallée de l'Enz ou qui d'un point
dominant laissent, par-dessus l'énorme étendue de monts et
de vallées, errer leurs regards jusqu'aux Vosges, tous ceux-là
ressentiront instinctivement le désir d'étudier la structure
intérieure de la puissante chaîne, les forces auxquelles la
nature a laissé libre cours, et qui ont couronné en quelque
sorte leur œuvre en faisant jaillir la salutaire source de
Wildbad. C'est alors qu'intervient le géologue qui a su,
pourrait-on dire, faire parler les pierres et déchiffrer les
caractères mystérieux dans lesquels est écrite l'histoire de la
formation de notre planète.

Or, on ne saisira la géographie et la géologie de Wildbad

et de ses environs que si l'on embrasse tout l'ensemble de la Forêt-Noire et sa structure.

La Forêt-Noire, qui constitue un rempart long de 22 milles géographiques et large de 6, borde à droite la plaine du Rhin supérieur en la séparant des fertiles régions du centre souabe. La partie sud de la chaîne, dite Forêt-Noire supérieure, s'élève en de puissantes hauteurs qui atteignent une altitude de près de 1.500 mètres. C'est là une contrée romantique et sauvage qui présente nettement tous les caractères de la nature alpestre. Le massif central est constitué par le *Feldberg* (1.493 m. d'altitude). De ce point partent dans presque toutes les directions, en forme d'éventail, des chaînons entre lesquels sont profondément encaissées de sauvages et pittoresques vallées. C'est ainsi qu'au sud du *Feldberg* s'élèvent le *Belchen* (1.414 m.), le *Kohlgarten* (1.179 m.) et le *Blauen* (1.165 m.), montagnes imposantes qui appartiennent au terrain primitif. Au nord, quoique appartenant également à ce terrain, les ramifications montagneuses sont moins hautes et moins escarpées, et vont s'affaissant peu à peu, quoique là aussi nous trouvions encore des sommets très élevés, tels le *Erzkasten* (1.286 m.), le *Tote Mann* (1.300 m.) et le *Kandel* (1.243 m.). Les vallées profondes qui, grâce à leur nature pittoresque, attirent tant de voyageurs, le *Ober-Albthal*, le *Todtmoos*, le haut *Wiesenthal*, le *Höllenthal* et la perle de la Forêt-Noire, le *Gutachthal* avec Hornberg et Triberg, appartiennent également à la partie supérieure de la chaîne.

C'est la vallée de la Kinzig qui forme la délimitation entre la Forêt-Noire supérieure et l'inférieure. Au nord de la Kinzig la montagne garde d'abord le même caractère qu'au sud, mais peu à peu ce caractère se modifie. La montagne proprement dite se transforme en plateau qui s'abaisse insensiblement vers le nord. Les points culminants sont le *Kniebis* (975 m.), le *Rote Schliff* (1056 m.) et les *Hornisgrinde* (1165 m.); la hauteur moyenne du plateau aux alentours de Wildbad n'est plus que de 800 m.; plus au nord, vers Neuenbürg et Pforzheim, elle tombe à 5oo m. et le plateau se fond insensiblement dans la dépression du *Kraichgau.* Le caractère montagneux de cette partie de la Forêt-Noire inférieure est constitué moins par des sommets proprement dits que par les nombreuses vallées et les ravins qui sillonnent le plateau et qui font paraître ses multiples arrêtes qui font saillie entre les vallées, comme autant de monts imposants. Pour les environs de Wildbad, il serait plus juste de parler non de montagnes mais simplement de vallées.

Nous venons d'indiquer à grands traits le fractionnement de la Forêt-Noire. L'histoire de la formation de la chaîne comporte un deuxième élément très important. Que l'on jette un regard sur la carte ou mieux encore que l'on parcoure la montagne à pied, et l'on se rendra compte que la Forêt-Noire n'est que d'une façon restreinte ce que nous entendons d'ordinaire par une chaîne de montagnes, c'est-à-dire une portion de terrain s'élevant de toute part au-dessus des terres qui l'entourent. Si nous regardons la Forêt-Noire depuis un point de la vallée du Rhin, alors, il est vrai, nous apercevons une montagne s'élevant, majestueuse, à pic et qui est digne de ce nom ; mais vue de l'Est, de la plaine souabe ou du haut de l'*Alb*, cette même chaîne ne nous semblera être qu'un plateau s'élevant insensiblement. Dès lors la Forêt-Noire se présente comme une formation non pas complète mais seulement partielle, par ce fait que dans la direction du sud-ouest et de l'ouest elle s'abaisse en pans courts et extrêmement rapides vers la vallée du Rhin, tandis que dans la direction du nord et de l'est elle se perd insensiblement dans les dépressions du *Kraichgau* et du *Gäu* de Souabe. Il est à remarquer que les Vosges, la montagne sœur de la rive gauche du Rhin, ont une formation identique, en sens inverse, c'est-à-dire que pour elles le versant abrupt fait face à l'Est et qu'elles s'abaissent insensiblement vers le plateau lorrain à l'ouest. Si l'on considère la Forêt-Noire et les Vosges présentant une configuration identique non pas seulement au póint de vue géographique, mais encore au point de vue géologique, on comprendra que la géologie a raison de voir dans les deux chaînes un massif primitivement un, et que pour elle la vallée du Rhin n'est qu'une entaille ou une faille qui ne s'est produite que plus tard entre les deux montagnes. Or, c'est précisément par cette entaille constituée par la vallée du Rhin, comme la géologie dénomme l'effondrement de la voûte supérieure, qu'est née la chaîne de la Forêt-Noire. Ce qui primitivement n'était qu'un plateau s'élevant insensiblement, se montra alors, vu de la vallée du Rhin, comme une montagne se détachant nettement de la plaine en formant selon l'expression technique un *Horst* ou un môle, c'est-à-dire un pan de l'écorce terrestre resté debout, tandis que le terrain circonvoisin s'effondrait Mais comme cet effondrement ne s'est produit que d'un côté, on donnera plus exactement à la Forêt-Noire le nom de demi-môle. Mais nous abordons là des questions géologiques bien ardues et bien difficiles pour les non-initiés. Nous préférons ne pas nous y arrêter et revenir à la base plus solide que nous offrent les environs de Wildbad.

Le géologue ne sort jamais qu'armé de son marteau avec lequel il entame les roches, car ce n'est qu'aux cassures toutes fraîches que nous pouvons discerner la nature de la pierre. Or ce sont les roches qui servent de base à toutes nos inductions et déductions sur la structure des monts. Nous commencerons donc notre promenade géologique au *Kurhaus* de Wildbad où la paroi escarpée taillée dans le versant de la montagne derrière le *Badhotel* nous invite à étudier la roche.

La roche n'est pas stratifiée, elle est disposée en grands massifs, sa structure est cristalline; dès lors c'est une roche éruptive, et ce que nous voyons là c'est le granite, la plus importante des roches éruptives anciennes, c'est-à-dire une de ces masses de magma en fusion ignée s'efforçant de s'élever des profondeurs de la terre, mais n'atteignant pas la surface et se solidifiant lentement à une certaine profondeur. Si d'un coup de marteau nous entamons le granite de Wildbad, nous verrons à l'œil nu les paillettes à l'éclat argenté du mica sous la double forme de mica blanc d'argent (muscovite) et de celle moins fréquente du mica noir (biotite) avec paillettes à reflets métalliques. En outre, nous verrons d'autres minéraux dénommés *feldspat* les uns rougeâtres, les autres blanchâtres, qui par suite de leurs brisures miroitent au soleil. En dernier lieu nous constaterons la présence de petits grains de *quarz*, d'un éclat gris lumineux un peu gras. Ces trois minéraux, le mica, le feldspat et le quarz sont les éléments constitutifs essentiels du granite, et il nous suffit d'en avoir constaté la présence. Si nous voulions pousser plus loin nos investigations, il faudrait avoir recours au microscope en travaillant sur de minces lames polies à l'émeri.

Dans la vallée de l'Enz, le granite ne se montre à découvert qu'au fond du val ; mais nous savons qu'il s'étend sous la chaîne, et dans la direction de l'ouest il monte et s'étale toujours davantage, jusqu'à atteindre une altitude de près de 1000 m. au-dessus du niveau de la mer. Il constitue ce que la géologie appelle le massif même de la montagne, et ce que nous en voyons dans la vallée de l'Enz n'est que la pointe extrême, venue au jour, de la grande masse granitique septentrionale.

Continuant nos recherches, nous trouverons au-dessus du granite une nouvelle formation. A Wildbad même on ne l'a rencontrée que fort rarement en fouillant le sol ; par contre elle est à nu le long de la voie ferrée et de la route de Calmbach. Ce sont des argiles grasses et gluantes, d'un rouge intense et qu'on désigne sous le nom de *Rothliegendes* (permien inférieur). Ce ne sont plus des roches éruptives, la stratification et la présence de veines de sable et de gravier nous montrent que nous sommes en présence de formations dues à l'érosion. A voir la couche épaisse de quelques mètres à peine à Wildbad, on ne se douterait pas que dans d'autres régions le permien inférieur joue un rôle capital, qu'il a une épaisseur de plusieurs centaines de mètres et forme à lui seul des massifs entiers.

La formation la plus importante des environs de Wildbad est celle du grès rouge qui, épais de tout près de 3oo m., constitue les hauteurs boisées qui bordent la vallée. C'est lui qui imprime à toute la Forêt-Noire wurttembergeoise son caractère distinctif et fournit à ses admirables sapinières le sol dont elles ont besoin. L'élément constitutif essentiel est un grès couleur de chair et riche en quarz. Tantôt il est d'une dureté et d'une résistance extraordinaires, et alors il fournit les matériaux excellents qu'on a employés entre autres à la construction des établissements thermaux de Wildbad. Tantôt il est friable, il s'effrite et forme le sol de sable fin qui rend si agréables les promenades des alentours, toujours sèches et jamais boueuses. Bien rarement il se présente des veines d'argilè rouge et de conglomérats. Ce sont des graviers de quarz ronds et blancs enchâssés dans le grès et quelquefois si fréquents que, à voir une tranchée fraîchement ouverte, on dirait de la mortadelle fumée, tandis que sur la paroi extérieure exposée aux intempéries, les cailloux de quarz font saillie comme autant de noix.

Ajoutons pour ceux qu'intéresserait tout particulièrement l'étude géologique des environs de Wildbad, qu'entre cette ville et Calmbach ils trouveront quelquefois la courbe inférieure de grès rouge épaisse d'environ 15 m. superposée au permien inférieur sous forme de grès clair, riche en argile plastique. A ce dernier est superposé le conglomérat dit d'Eck, puis vient la couche principale de grès rouge épaisse de plus de 200 m., et enfin couronnant le tout le conglomérat supérieur. On ne trouvera le scouches riches en argile plastique du grès rouge supérieur, à l'ouest, que sur les hauteurs de Dobel, à l'est sur celles de Naïslach et de Würzbach; on constatera le mieux leur présence par ce fait que là la forêt a cédé la place aux cultures. On ne trouvera pas de pétrification ; par contre on pourra découvrir de jolis spécimens de grès globuleux (grès manganésien concrétionné), de pseudo-métamorphoses de grès (fleur de spat calcaire), des cristaux de quarz dans les formations des crevasses et des *glasköpfe* dits de Neuenbürg (hydraoxydé, limonite).

Ce sont donc le granite et le grès rouge, avec la mince couche de permien inférieur intercalée, qui constituent les formations de Wildbad et de ses environs ; ce ne sont que deux des nombreuses formations géologiques, mais elles suffiraient à nous enseigner toute l'histoire primitive de notre globe antérieure à toute pensée humaine. Le granite nous raconterait la tumultueuse effervescence et le puissant bouillonnement du magma encore liquide, se solidifiant à peine, qui prélude à la formation de l'écorce terrestre et remonte à la série primaire des périodes géologiques. Le grès rouge, au contraire, qui prit naissance quelques millions d'années plus tard, nous montrerait les ouragans de sables et les puissantes marées passant sur les terres sans relief encore, les recouvrant de masses de sables et de graviers et en faisant un désert infini où ne pouvaient subsister ni végétaux ni animaux.

Mais nous nous en tiendrons là, nous ne dirons pas l'époque tertiaire où par des secousses terribles la montagne se fendit en quelque sorte, où se creusa entre son flanc droit et son flanc gauche la vallée du Rhin, où, en un travail continu, les eaux pénétrèrent les monts et modelèrent, à l'aide des neiges et des glaces, le paysage qui à présent s'offre au regard du spectateur ravi. Nous ne verrons que lui, pour nous en réjouir, car il est la résultante des longs bouleversements qui, là comme ailleurs, se sont accomplis depuis des temps immémoriaux. Nous ne mentionnerons plus, comme résultats de la dernière phase de la formation terrestre, que les labyrinthes de roches formés dans le grès rouge, composés de débris énormes jetés pêle-mêle avec lesquels on dirait que des géants se sont livré des luttes follés. Mais en réalité ils sont l'œuvre de la force à peine sensible de la goutte d'eau, luttant incessamment avec la pierre : elle l'a lavée, elle a agi sur elle, elle l'a dissoute et fendue, et c'est ainsi que l'eau a maîtrisé la pierre. Des énormes couches de grès il ne reste plus que ces débris, ces miettes isolées, toutes les parties moins résistantes ayant été dès longtemps dissoutes et enlevées.

Il n'en est pas moins assez difficile, tout cela étant dit, d'expliquer, géologiquement, les thermes de Wildbad. Il n'y a que deux choses que l'observateur puisse réellement étudier, en premier lieu la roche d'où jaillissent ces thermes, et en second lieu l'eau elle-même et ses propriétés. Nous constatons que les sources montent du granite fissuré et crevassé à l'infini jusqu'à la ligne qui sépare le granite du permien. Anciennement, avant qu'on eût capté systématiquement les sources, l'élancement des eaux thermales dans le granite était très caractéristique : il se trouvait, en effet, sous l'emplacement du grand bain des Princes A, dans le granite, une sorte de cratère d'érosion, nommé l'enfer (*die Hölle*) dans lequel les thermes se réunissaient. Plus tard, quand on entreprit les forages, les ingénieurs hydrauliques se virent forcés de combler cet entonnoir ; mais actuellement encore on peut constater que la poussée la plus violente des thermes se produit dans un système de fissures qui traversent le granite, là même où se trouvait l'ancienne *Hölle*. Les nombreux forages et essais faits de 1838 à 1848, puis de 1863 à 1865, ont démontré que toutes les sources de Wildbad communiquent entre elles et jaillissent en quelque sorte d'un seul et même récipient.

Toujours est-il que ces forages ont donné une plus grande quantité d'eau et une élévation minime de la température ; d'autre part, ils permirent, grâce à des observations longues et scrupuleuses, de constater que la quantité et la température de l'eau dépendaient, dans une mesure minime, il est vrai, des conditions atmosphériques. On ne peut conclure que les sources thermales, tout comme les sources ordinaires, sont alimentées par les eaux de pluie qui s'infiltrent dans le sol et en surgissent, lorsque les circonstances s'y prêtent, sous forme de sources. Pour nous rendre compte des voies que parcourt l'eau thermale dans les profondeurs de la terre, nous devrons étudier la nature même de cette eau.

On désigne l'eau de Wildbad, d'après sa composition chimique, comme eau alcaline saline, en tenant compte que c'est surtout le carbonate de soude (0,9588 par m. c.) et le chlorure de sodium (0,2426) qui y prédominent. Tous les sels minéraux qui y sont contenus, on peut les ramener à la décomposition du granite, et dès lors il est permis d'admettre que dans les profondeurs l'eau ne rencontre pas d'autres roches que des roches de granite. La température élevée de l'eau ne saurait s'expliquer que par ce fait qu'elle monte d'une très grande profondeur où elle subit déjà l'action de la chaleur centrale.

Les observations ont démontré que dans l'intérieur de la terre la température augmente de 1o Celsius en moyenne par 29 mètres. La température moyenne de l'eau ordinaire de Wildbad étant de 10º Celsius, la plus élevée des sources étant de 40º Celsius, il y a une élévation de la température de 3oº Celsius, ce qui suppose une profondeur de 870 m. sous le sol. Comme l'eau perd de sa chaleur en montant vers la surface, nous pouvons parfaitement admettre 1000 m. en chiffres ronds.

Nous voici donc quelque peu renseignés sur le compte de nos thermes; nous savons qu'ils proviennent de l'eau de pluie, que celle-ci s'infiltre à travers le grès rouge et le permien dans le granite, qu'elle y descend à une profondeur de 1000 m. en se chargeant de ses principes minéraux et en prenant la température qui règne à ces profondeurs. Mais la chose essentielle, à savoir la façon dont l'eau remonte de ces profondeurs à la surface, cela nous l'ignorons encore. Il est permis d'admettre que l'eau circule d'après le système des tubes de communication. L'eau

que nous versons dans l'une des branches d'un tube en
forme d'U monte à hauteur égale dans la branche opposée ;
il en est de même pour celle qui pénètre dans le sol par les
crevasses des roches. L'existence de nombreux puits
artésiens prouve que cette hypothèse est exacte. Mais pour
que cette pression artésienne se produise, il faut qu'un
grand nombre de conditions géologiques se rencontrent
simultanément, il faut que l'eau rencontre un système de
fissures particulièrement favorable, et à cet égard la question des thermes de Wildbad est loin d'être nettement
résolue. Un point essentiel à considérer, c'est qu'ils jaillissent sur le flanc septentrional, allant s'affaissant, du grand
massif de granite dont il a été question plus haut, et en
second lieu, c'est que les thermes de Baden-Baden et de
Liebenzell, de la source de Gaisthal près Herrenalb
qui est tarie, se trouvent exactement dans la même
position géologique. Toutes ces sources sont dues, on
n'en saurait douter, au même phénomène géologique,
et le vieux dicton « Bade, Wildbad et Zell découlent
d'une même source » est exact. Bien plus, si nous pro-
longeons cette ligne thermale qui court droit de l'ouest
à l'est, nous aboutirons aux eaux également alcalines de
Cannstatt. Nous pouvons donc avancer, à bon droit, que
tous ces thermes se trouvent sur une seule et même ligne
tectonique, c'est-à-dire une cassure ou un plissement de
l'écorce terrestre qui à l'ouest descend le plus bas, si bien
que l'eau de Baden-Baden a la température la plus élevée,
tandis que vers l'est la ligne descend moins profondément
et que l'eau sort moins chaude. A Wildbad, et ceci est l'essentiel, cette température est exactement ce qu'elle doit
être.

IV. Climat.

Wildbad est situé dans la vallée profondément encaissée de l'Enz, courant du sud-sud-ouest au nord-nord-est, au milieu d'énormes forêts. Sa température moyenne est de 7, 5° c. A cause de l'air froid qui descend de la vallée, elle est inférieure de 0,6° à ce qu'elle serait de par l'altitude et la situation générale de la localité. L'air y étant considérablement rafraîchi, la chaleur estivale se trouve de ce fait sensiblement diminuée. De mars à septembre, la température de Wildbad est inférieure, en moyenne, de 2,8° à celle de Stuttgart, et de 1,4° à celle de Hohenheim situé sur le plateau des Fildern et à celle aussi de Degerloch qui depuis quelques années jouit d'une faveur croissante comme séjour d'été. A Freudenstadt, qui actuellement se trouve être la villégiature préférée des Wurttembergeois, la température, pendant les mois les plus chauds de l'année, n'est inférieure que de 0,6° à celle de Wildbad.

C'est surtout vers le soir et pendant la nuit que les forêts avoisinantes font sentir leur influence sur l'air de Wildbad. C'est pourquoi l'air y est, sauf pendant l'hiver, en moyenne plus frais de 1/2° que dans d'autres localités situées à la même altitude. Par contre le matin, sauf encore pendant l'hiver, l'air y est plus chaud, en moyenne, de 1/2° qu'aux altitudes moyennes du Wurttemberg. Dans les années moyennes, la température, à Wildbad, est supérieure à 10° — limite à laquelle nous ne sentons plus le besoin de faire de feu — à partir du 4 mai ; à partir du 5 octobre elle redevient inférieure à cette limite. Dès lors la saison — sauf exception — s'étend à Wildbad de mai à septembre.

L'époque où en moyenne se produit la première gelée tombe le 17 octobre, 12 jours par conséquent après celui où la température moyenne de la journée n'atteint plus 10°. Par contre, au printemps, il faut s'attendre à des gelées presque régulières jusqu'au 29 avril, donc peu de jours encore avant que la température moyenne atteigne 10°, le 4 mai.

Wildbad voit l'espace céleste couvert de nuages de 6 o/o moins que Stuttgart. Pendant les cinq mois de la saison, le ciel n'est nuageux que 51 fois pour cent.

Chacun sait que dans la Forêt-Noire tout entière la pluie tombe très abondamment. La quantité d'eau tombée est pour Wildbad, dans l'année, de 1.118 litres par mètre carré. C'est presque le double de ce qui tombe dans la plaine du Wurttemberg, dans celle du Rhin, dans le grand-duché de Bade et dans celle de l'Allemagne du nord. Mais la fréquence des pluies ne dépasse que peu celle des régions en dehors de la Forêt-Noire ; elle ne dépasse dans les mois essentiels de la saison que de 6, 3 jours celle de Stuttgart, par exemple. Par contre, la couche, c'est-à-dire la quantité d'eau tombée en moyenne un jour de pluie, est plus considérable. La pluie a un rendement plus fort. Pour la moyenne des cinq mois de la saison, la pluie fournit à Wildbad 3o o/o d'eau de plus que dans la plaine Wurttembergeoise. Mais le sol sablonneux dont il a déjà été question dans le chapitre traitant de la géologie, absorbe l'eau beaucoup plus vite et permet de se promener aussitôt dans tous les chemins, même dans les chemins forestiers.

La vallée de Wildbad est assez à l'abri des tempêtes. Les observations faites jusqu'à ce jour donnent comme moyenne des jours où le vent soufflait en tempête le chiffre de 5, tandis que pour le même laps de temps Dobel atteignait celui de 8,8. Mais il se produit dans la vallée même de forts courants atmosphériques. Sous le rapport des journées de grand vent, la vallée de l'Enz, avec sa moyenne annuelle de 66,2, n'est guère inférieure à la crête de la montagne (Dobel) avec ses 68,4 jours de vent.

Le régime des vents à Wildbad subit dans une mesure considérable l'influence de la direction de la vallée, et de ce fait que pendant le jour l'air frais descend le long de la vallée en s'adaptant à la direction que suit celle-ci. Si l'on compare la direction des vents à Wildbad avec celle de Dobel, localité située à une grande altitude et exposée en plein au souffle du vent, on constatera qu'à Wildbad, en conformité avec la direction de la vallée, les vents du sud et du sud-ouest sont beaucoup plus fréquents et plus persistants que ceux du sud-est et de l'ouest. Le calme est plus fréquent au haut de la montagne, moins fréquent dans la vallée, d'où il ressort qu'il se produit très facilement des courants atmosphériques dans celle-ci. Dès lors, l'air à Wildbad même ne reste que fort rarement calme pendant un temps un peu long.

Mois	Température moy. C°	Max. moy. C°	Min. moy. %	Humidité moyenne %	Moyenne du ciel nuageux	Moyenne des jours de brouillard	Moyenne des jours de pluie	Moyenne des orages
Janvier. . . .	—1.3	1.5	—3.6	80	6.8	7.8	9.4	0.2
Février . . .	—0.1	4.2	—3.5	77	5.8	4.4	11.9	0.2
Mars. . . .	2.4	7.0	—1.0	73	5.9	2.2	16.5	0.4
Avril. . . .	6.8	11.3	3.7	66	5.3	5.8	14.6	1.2
Mai	11.6	16.7	7.2	66	5.3	4.2	16.5	3.2
Juin. . . .	15.0	20.5	10.0	69	5.5	1.7	16.9	6.6
Juillet. . . .	16.8	22.3	12.3	72	5.6	1.2	15.9	6.6
Août. . . .	15.8	21.5	11.3	74	4.8	4.2	13.5	4.4
Septembre .	12.5	18.2	8.2	77	4.7	6.7	13.1	2.4
Octobre. . .	8.0	12.9	4.4	81	6.0	7.3	15.9	0.6
Novembre. .	2.9	6.7	0.1	82	7.1	9.0	14.5	—
Décembre. .	—0.4	2.3	—2.9	83	7.0	10.2	12.2	—
Pour l'année	7.5	12.1	3.8	74	5.8	64.7	170.9	25.6

Mois	Litres de pluie par m. c.	Epaisseur de la couche en mm. par jour de pluie	Régime des vents pour l'année par % des observations		
			Directions	Wildbad	Dobel
Janvier. . . .	68	7.3	N	11	11
Février . . .	85	7.2	NE	10	9
Mars.	92	5.6	E	2	6
Avril.	78	5.3	SE	2	14
Mai.	100	6.1	S	16	9
Juin	132	7.8	SO	27	20
Juillet. . . .	118	7.4	O	21	24
Août.	94	7.0	NO	10	5
Septembre .	76	5.8	Calme	1	2
Octobre. . .	91	5.7			
Novembre. .	87	6.0	total	100	100
Décembre. .	97	7.9			
Pour l'année	1118	6.5			

V. La Flore.

Il est peu de parties de la Forêt-Noire qui justifient,
plus que les environs de Wildbad, cette dénomination. Sur
une étendue et avec une densité qui ne se retrouvent nulle
part ailleurs à ce degré, la partie nord de la chaîne voit, dans
une proportion qui dépasse les 90 centièmes du sol, de
sombres forêts de conifères couvrir les croupes et les versants escarpés de la chaîne de grès rouge aux entailles
nombreuses et profondes.

Sur les quelques points seulement où la main de l'homme
a étendu des plantations dans la sombre sapinière, les
végétaux de culture y ont pénétré, et sous la forme ordinaire
de prés, de champs et de jardins, ils introduisent dans le
paysage une variété qui ne saurait être qu'agréable. La
flore de la forêt, en effet, n'est guère variée, surtout pour
ce qui est des phanérogames ; sauf exception, elle ne comprend que les espèces qui sont communes à toutes les
régions forestières du centre et du nord de l'Europe, à
toute la zone primitive boisée, depuis les Alpes jusqu'à la
limite septentrionale de la région forestière, de telle sorte
qu'en réalité il existe une grande ressemblance avec les
forêts scandinaves. On n'y trouvera avant tout pas les
plantes du sud et du sud-est qui, en dehors de la Forêt-
Noire, ont pris racine en grand nombre le long des roches
et dans les landes ensoleillées de territoires qui étaient
anciennement des steppes et qu'elles couvrent d'année en

année d'un tapis de fleurs charmant, grâce à l'éclat de leur coloration.

Sur les versants de la montagne dominent les forêts de sapins et de pins, essences qui, sur ce sol sablonneux et humide, sont indubitablement plus aptes à soutenir la lutte pour la vie que les essences feuillues. Or il y a là, durant l'année tout entière, un manque de lumière assez prononcé. De là résulte non seulement un manque complet de bois taillis un peu touffu, mais encore de ces arbustes et de ces frondaisons qui,dans les bois feuillus, récréent au plus haut point le promeneur au début du printemps. En échange, le sol, abondamment humecté,se couvre d'un tapis de mousses touffues qui, de concert avec d'innombrables fougères, couvrent en un clin d'œil toutes les saillies du terrain, les rochers gigantesques et les moindres souches d'arbres. Fréquemment on les verra entremêlées de petite oseille, friande des grands ombrages, des fleurs mignonnes du majanthemum si ressemblantes au muguet, tandis que de place en place l'épervière, la raiponse ou la luzule balanceront leurs capitules dans le clair-obscur des bois. D'ailleurs, ce clair-obscur ne manque pas de points lumineux, grâce aux innombrables fungus qui prospèrent merveilleusement dans l'abondant humus qui couvre le sol forestier et qui, pour un laps de temps trop court, font surgir leurs follicules brillant de couleurs les plus variées.Mentionnons en outre qu'une famille proche parente des fungus, celle des lichénées, fournit de nombreux représentants à la flore de la Forêt-Noire. Elles couvrent tantôt, sous forme de taches blanches, grises ou jaunes, les troncs des arbres ou les roches isolées, tantôt elles tapissent, comme les mousses, de vastes étendues du sol sablonneux, tantôt encore, en touffes ou en lianes flottant au vent, elles s'attachent aux vieilles branches et font paraître plus vieux encore les géants de la forêt.

Partout où les arbres ont poussé moins drus, ou bien encore là où les essences sont mêlées, la lumière pénètre librement jusqu'au sol et dès lors la végétation se developpe sous des formes plus multiples. Cela a lieu surtout dans les forêts de pins communs qui poussent surtout sur le sol sablonneux des plateaux ondulés des versants faisant face au sud. Là les humides tapis de mousses sont remplacés par des taillis touffus et de composition variée, au milieu desquels s'élèvent enchevêtrés et luxuriants les gramens, les ronces et les laiches quand ce ne sont pas de grandes touffes de fougère impériale, qui couvrent le sol à perte de vue.

C'est là aussi que nous trouverons un arbuste dont les feuilles un peu coriaces, brillantes, toujours vertes et nanties d'une dentelure piquante, en font un compagnon digne des grands conifères, mais qui n'en paraît pas moins un intrus pour maint promeneur. C'est le houx (*ilex aquifolium*) qui figure souvent au nombre des plantes d'appartement ou bien encore dans les couronnes de verdure. Répandu depuis le sud de la Norvège sur toute l'Europe occidentale, la plus grande partie de l'Europe méridionale, le houx décrit un grand arc de cercle autour du centre du continent, ne dépassant pas la limite où la température moyenne de janvier est à zéro. Cette ligne passe, du nord au sud, par la Forêt-Noire, et là le houx, à cause de la congélation fréquente de la surface du sol, n'est plus qu'un arbuste, tandis que au Sud, et même en Norvège, grâce au gulfstream, c'est un arbre qui atteint une hauteur de 10 à 15 m. et un diamètre de 0,50.

Il nous reste à mentionner un autre arbuste encore qui couvre souvent sur de grandes étendues le sol des jeunes plantations de pins communs : c'est le genêt à balai qui est la parure de ces bois non pas tant à cause de ses longues branches bifoliées qu'à cause de ses magnifiques gerbes de fleurs jaunes qui sont doublement appréciées dans ces régions plutôt dénuées de fleurs. Le genêt aime un sol sablonneux profond, aussi couvre-t-il non seulement les terrains bas qui bordent les côtes de l'Atlantique, mais encore les hauteurs sablonneuses de la Forêt-Noire où il se trouve dans les meilleures conditions possible. Les abeilles en quête de miel l'entourent sans cesse ; elles s'imaginent y trouver le doux nectar, mais quand elles pénètrent dans les corolles, celles-ci, par un dispositif tout spécial qui agit comme un ressort, leur font une barrière à l'aide de leurs étamines et de leurs styles redressés, et tout en ne leur fournissant aucun miel, les genêts savent les attirer toujours pour s'assurer un concours qui leur est indispensable en vue de leur fécondation.

Heureusement les quêteuses déçues n'ont pas besoin d'aller bien loin pour trouver leur doux butin : il leur est fourni non seulement par la bruyère chère aux promeneurs qui ici, comme d'ailleurs dans l'Europe presque tout entière, couvre au loin le sol sablonneux des plantations de pin commun, mais encore par les innombrables plants de myrtilles, d'airelles et en certains endroits d'airelles veinées qui recèlent dans leurs modestes corolles des trésors de nectar. Disons en passant que cette dernière plante, qui s'étend sur presque toute l'Europe, le Nord de l'Asie et les régions arctiques de l'Amérique, n'est pas seulement utile aux insectes, mais que ses fruits mûrs constituent un régal pour l'homme. Avec les mûres, les framboises et les fraises, qu'on trouve en grande abondance dans la Forêt-Noire, elle constitue pour une partie des habitants une source de revenus très appréciée.

L'importance qu'a, au point de vue médicinal, la reine des fleurs de la Forêt-Noire, la splendide digitale pourprée, est peut-être moins connue. Comme le houx elle aime le sol sablonneux ; comme lui, comme d'autres végétaux de la Forêt-Noire, par exemple le châtaignier, le caille-lait des roches, la centaurée noire, la rose des champs, la germandrée à feuilles de sauge, le lis bulbifère, le chèvre-feuille allemand, elle est répandue dans toute l'Europe occidentale, elle pousse, mêlée aux ronces, aux verges dorées, aux campanules, aux belles-dames, aux épilobes et autres amateurs des clairières dès qu'une coupe a été faite et orne bien vite la pelouse de ses grappes pourprées toujours orientées dans un seul sens. Mais pour elle, la beauté n'exclut pas la fausseté, car ses feuilles à l'odeur âcre et ses graines recèlent un poison violent exerçant son action sur le cœur (la digitaline ou digitoxine) qui sous la main du praticien devient l'un des remèdes les plus sûrs et les plus utiles et fait du végétal qui pousse librement sur les monts, une des plantes les plus importantes de nos forêts.

Sur la crête même de nos montagnes de grès nous rencontrerons, au plus profond des sapinières, une autre formation végétale encore, qu'au dehors de la Forêt-Noire nous ne trouverons que rarement, ce sont les sphagnums ou mousses des tourbières. Ces tourbières sont la réduction des énormes marais tourbiers des régions arctiques (*Moostundra*). Au milieu des sphagnums nous verrons bien souvent un mystérieux petit lac aux eaux brunes dans lesquelles se reflète, sur un fond sombre, le mélancolique paysage d'alentour. Ces tourbières sont dues surtout aux grandes masses d'eau de pluie tombant sur ces hauteurs : elles consistent en d'énormes quantités de sphagnums d'un vert pâle qui, semblables à de gigantesques éponges, absorbent les masses d'eau ruisselant du ciel et transforment leurs couches inférieures devenues imperméables et tourbeuses en de petits lacs entre lesquels se voient des arbustes rampants couverts d'airelles veinées et autres, les camarines à fruits noirs charmants, et se dressent les andromèdes à feuilles de pouliot aux rameaux bruns, aux ombelles roses, tandis que la drosère funeste aux mouches dresse ses feuilles d'un brun rougeâtre, couvertes de perles étincelantes et que la linaigrette balance aux vents ses panaches mignons. Ici le botaniste, s'il est infatigable, aura peut-être la chance de découvrir le *Ledum*, proche parent du rhododendron ; ce qu'il y rencontrera certainement, c'est le pin nain commun aux régions élevées. Le peuple lui a décerné, à cause de son aspect hirsute, en plus des dénominations nombreuses qui lui ont été données dans les autres chaînes allemandes, le nom de *Kuder,* c'est-à-dire de chat sauvage. Noueux et tordu, il s'élève à peine à hauteur d'homme au-dessus du sol tourbeux ; mais grâce à son bois dur et résistant, il brave les tempêtes du froid hiver et l'énorme pression des neiges mieux souvent que ses frères, les pins altiers de la forêt.

Nous pourrions mentionner maint végétal encore qui pour une raison ou une autre serait digne de notre attention, mais nous nous en tiendrons là. Que ceux à qui les thermes auront rendu la souplesse des membres, gravissent eux-mêmes les hauteurs et cherchent à arracher leurs secrets aux végétaux. Ils leur révéleront bien des choses intéressantes.

VI. La Faune.

Les anciens récits de chasse et les rapports de l'administration forestière du vieux temps nous diront que de 1638
à 1662 on a tué, dans la seule forêt de Wildbad, 94 loups et
8 lynx, tandis que, dans le canton de Nagold, on tuait 27
loups et dans celui d'Altensteig 20. Nous pourrions multi-
plier les exemples prouvant que dans les siècles passés le
loup était très fréquent dans la Forêt-Noire. Ces temps sont
loin : tous les grands carnassiers ont disparu là comme
dans toute l'Allemagne, seul le chat sauvage s'y trouve encore. En 1585, on signale le dernier ours dans la forêt de
Nagold ; en 1803, fut tué le dernier loup ; de même le lynx,
qui d'ailleurs a été de tout temps beaucoup plus rare, a
disparu depuis longtemps.

De nos jours, les baigneurs de Wildbad peuvent se promener dans les bois sans craindre la rencontre peu agréable de l'un ou de l'autre de ces carnassiers. Ils ne verront
même pas de sangliers, autrefois fort répandus dans la
Forêt-Noire. Ils dévastaient les champs, aussi a-t-on, dès le
commencement du xviiie siècle, réduit leur nombre dans les
circonscriptions forestières d'Altensteig et de Neuenbürg et
un arrêté pris à la fin du même siècle les a bannis totalement de toutes les forêts qui ne constituaient pas des chas-
ses réservées.

Quand actuellement le promeneur s'enfonce sous le
dôme des magnifiques sapinières ou chemine le long des

torrents qui traversent les vallées encaissées, il ne rencontre plus que des animaux inoffensifs. Tantôt il voit reluire
dans le sous-bois l'œil brillant du chevreuil, tantôt d'un
pas léger la bête croise son chemin, peut-être même aura-
t-il la bonne fortune d'apercevoir un cerf, ou il verra une
martre grimper au haut d'un arbre ou un putois franchir
le sentier. Ce sont là, dans la Forêt-Noire, les seuls carnassiers qu'on trouve encore, depuis la disparition des grands.
Ce que l'on est sûr de voir, ce sont les jeux des écureuils
grimpant dans les arbres. Plus que tout autre mammifère
ils donnent de l'animation à nos forêts, et nous les aimons
en dépit des nombreux méfaits qu'ils commettent, surtout
en détruisant des nids d'oiseaux. Par-ci par-là, le promeneur attentif découvrira un écureuil noir à côté des rouges,
plus fréquents. Les mammifères de taille moindre, tels que
les souris et les musaraignes échapperont au promeneur
ordinaire, de même qu'il ne verra guère la loutre, ce bri-
gand redouté et très fréquent qui, grâce à son astuce et à
l'habitude de ne sortir que la nuit, échappe à la poursuite
acharnée des pêcheurs et des chasseurs dépités.

La gent ailée se montrera davantage, quoiqu'elle aussi,
dans la suite des temps, ait vu disparaître bien des espèces dans la Forêt-Noire, laquelle pourrait fournir des
exemples dignes d'être cités dans le chapitre si intéressant
des changements qui se sont produits dans le monde des
oiseaux. Nous ne trouverons plus le corbeau, si répandu jadis
que la mythologie germanique lui a assigné une place à
côte de Wotan ; nous ne verrons pas davantage l'aigle im-
périal et le plus grand hibou de l'Allemagne, le grand-duc
ne se montre plus que de loin en loin dans la Forêt-Noire.
Mais les milans et les faucons décrivent encore leurs cir-
cuits dans les airs, et au-dessus des arbres nous entendons
retentir, durant le jour, le cri rauque de l'épervier, tandis
que, durant la nuit, les bois retentissent de l'appel plaintif
de la chouette.

Nombre de gallinacés établis dans les bois n'existent plus,

tandis qu'autrefois ils constituaient pour le chasseur un butin favori. C'est en vain qu'il guetterait la perdrix blanche qui, au commencement du siècle dernier, est citée comme gibier se trouvant très fréquemment à Kaltenbronn près du *Hornsee*, non loin de Wildbad ; la gelinotte se fait de plus en plus rare, et s'il n'est pas permis de dire que les coqs et poules de bouleau aient complètement disparu, on ne pourra signaler leur présence que comme un fait absolument exceptionnel.

Mais il est un gallinacé qui n'a pas suivi les autres et n'a pas abandonné la Forêt-Noire, c'est le coq de bruyère, ce gibier royal, la proie convoitée par tous ceux qui chassent la plume et qui, aujourd'hui encore, le trouveront fréquemment dans beaucoup de cantons forestiers. Aux premières approches du printemps, quand, dans les forêts de la haute montagne, la neige n'est pas encore entièrement fondue, la saison des amours commence déjà pour l'altier tétras, et tous les chasseurs sont dans la joie à l'idée que bientôt ils iront le guetter. Pendant des semaines, les gardes sont aux écoutes jusqu'à ce qu'arrive le grand jour où le maître lui-même ira en pleine nuit se mettre à l'affût pour descendre le glorieux gibier.

La plupart des plateaux de la Forêt-Noire, où la population est clairsemée et les cultures fort rares, constituent pour le coq de bruyère de bonnes remises, et si, d'une façon générale, le nombre des cantons où on le trouve a diminué, il n'est guère permis de dire qu'il y ait moins de coqs dans ceux qui lui conviennent. De 1770 à 1779, Eberhard Louis de Wurtemberg, grand chasseur devant l'Eternel, tira en tout 33 coqs de bruyère ; or, d'après les calculs du Dr Wurm, auquel nous devons une excellente monographie sur ce gibier spécial, on pourrait actuellement encore atteindre sinon dépasser ce chiffre. Le promeneur ordinaire, il est vrai, que la passion cynégétique ne poussera pas avant l'aurore à se rendre à la clairière où le coq fait sa cour aux poules, ne le verra que rarement, car il ne réside qu'au fond des bois, là où il trouve le plus de calme et les retraites les plus propices.

D'autres oiseaux se dérobent moins à notre vue. Les *Anlagen* de Wildbad elles-mêmes sont peuplées de jolis pinsons assez familiers ; le long de l'eau sautille la bergeronnette, et nous voyons le merle d'eau faire ses habiles et prestes plongeons ; le grand silence des bois est interrompu par le roucoulement du ramier et les sonores coups de bec des pics ; ces derniers, en vrais sylvains, sont représentés par plusieurs espèces ; à côté du grand grimpereau, nous trouvons le pivert, le torche-pot et même le grand pic noir qui est un fort bel oiseau. Le roitelet sautille à nos pieds, son frère huppé voltige et se glisse dans les taillis, dans les branches des arbres s'ébattent plusieurs catégories de mésanges, et du moment que nous sommes dans la Forêt-Noire, nous ne nous étonnerons point de rencontrer bien souvent le bec croisé des pins, et presque aussi fréquemment la pie grivelée. Nous verrons plus qu'ailleurs le citrit, tandis que le roi des oiseaux de chant, le rossignol, évite les régions un peu rudes de la Forêt-Noire.

On sera tout étonné d'y trouver le passereau, le vulgaire moineau que d'ordinaire on ne songe guère à mentionner. Amateur des céréales, il se détourne des forêts, et primitivement on ne le voyait pas dans la Forêt-Noire. S'il nous est arrivé plus haut d'énumérer toute une série d'oiseaux qui tendent à en disparaître, ou qui ne s'y rencontrent absolument plus, le moineau sera pour nous le spécimen de l'oiseau qui y immigre. Il y a trente ans encore, on entendait citer souvent dans nos parages le dicton : « A eux deux, Wildbad et Calmbach possèdent un seul moineau. » Mais depuis, le passereau a profité de ce que les hommes se déplacent davantage ; à mesure que le nombre des véhicules augmentait, on l'a vu pénétrer dans les vallées de la Forêt-Noire, où il y a quelques lustres encore il était parfaitement inconnu. Au demeurant, il existe encore de nos jours des fermes et des vallons écartés dont les habitants ignorent les criailleries et les insolentes façons des moineaux.

Par leurs chants et leurs vives allures, les oiseaux font paraître les bois doublement agréables et idylliques au promeneur solitaire, ils ont donc bien des amis. Il n'en est pas de même des reptiles et des batraciens qu'il est plutôt tenté d'éviter, quelque inoffensifs que soient, à peu d'exceptions près, nos crapauds, nos grenouilles, nos salamandres, nos lézards et nos serpents. Malgré cela on fera bien, surtout dans la Forêt-Noire, de se méfier de ces derniers au moins. La vipère commune, le serpent venimeux le plus répandu en Allemagne, est assez fréquente dans nos parages. On en rencontre surtout une espèce toute noire. Un autre reptile venimeux de l'Europe occidentale, la vipère italienne, s'y trouve à demeure, quoique dans un district isolé, dans les contreforts du Sud, du côté de Waldshut.

Pour ceux qui s'intéressent à la répartition des animaux sur le continent, la Forêt-Noire présentera, particulièrement pour ce qui est des reptiles et des batraciens, maint fait intéressant. C'est ainsi que le lézard de muraille a pénétré du Rhin dans plusieurs vallées et s'est établi à demeure surtout dans celles de la Murg, de la Kinzig et autres. Dans la région du Sud-Ouest, du côté de Fribourg, nous rencontrerons une grenouille bien remarquable, l'alyte accoucheur, qui présente cette particuliarité unique, dans toute la catégorie des batraciens allemands, que c'est le mâle qui, dans l'acception la plus étendue du mot, se charge de toute la besogne concernant sa progéniture. Le savant qui fait des amphibies l'objet principal de ses études, apprendra non sans plaisir que le *Triton alpestris Laur.*, dit salamandre suisse, se trouve dans les lacs de la Forêt-Noire. Sa présence dans ces bassins est caractéristique pour l'Allemagne.

Ces lacs solitaires de la Forêt-Noire, ou bien sont encaissés au milieu des sapins entre les hautes parois de rochers, et, vus de loin, ils ressemblent au regard d'un œil sombre, et le peuple leur attribue une profondeur insondable, — ou bien encore ils s'étendent, dans leur ceinture de pins nains résistants, sur les hauts plateaux, recouverts d'une trompeuse couche de mousse. Sous l'une et l'autre forme ils constituent un élément essentiel du paysage. Or, les lacs récèlent maint exemplaire intéressant, surtout pour tous ceux qui font de la zoologie leur spécialité. Il y a là des myriades d'animalcules, visibles seulement au microscope ; parmi les crustacés, surtout l'une ou l'autre espèce les intéressera, principalement à cause de la manière toute spéciale dont elle s'est répandue et répartie. Mais tout cela présente moins d'intérêt pour le lecteur ordinaire, et nous nous en tiendrons là.

Par contre, nous ne saurions négliger les eaux courantes sans nombre qui sillonnent la Forêt-Noire. Il n'existe aucun ravin, aucune vallée où un impétueux torrent ne précipite pas, en bonds désordonnés, ses flots par-dessus les pierres roulées et les roches. Pendant les mois de l'été où les pluies sont rares, ces torrents ont peut-être l'air inoffensif, mais au moment de la fonte des neiges, ou après les grosses pluies d'orage, on les verra, écumants et mugissants, entraîner d'énormes blocs et lancer, en un tourbillon, des cailloux qui voltigent comme les balles aux mains des enfants. Les grosses roches, les couches de cailloux qui couvrent leur lit, les rives minées du haut desquelles les broussailles et les fleurs étincelantes pendent au-dessus des eaux, témoignent de la violence des flots. Il n'y a que peu d'animaux qui puisseent y vivre, le courant rapide des ruisseaux et des rivières exige de leurs habitants une tout autre organisation que les eaux à peine agitées des lacs placides. Nous n'y trouverons pas moins certaines espèces constituant la faune caractéristique des eaux courantes, et dût le promeneur être indifférent à toutes, il en est une qui certainement attirera son attention, c'est

la truite, dont tous les torrents de la Forêt-Noire pourvoient
les tables d'hôte.

Ces ruisseaux, surtout dans la partie supérieure de leur
cours, démontrent combien on a eu raison, en répartissant
nos cours d'eau d'après les différentes espèces de poissons
qu'ils hébergent, de parler d'une région spéciale de la
truite, car ce poisson caractérise nettement la région de la
Forêt-Noire, et il la caractérisera longtemps encore, nous
l'espérons du moins, grâce aux règlements fort sages
imposés aux pêcheurs, et grâce aussi à l'activité des
sociétés de pisciculture. On trouvera d'ordinaire dans les
ruisseaux à truite, mais plutôt dans la partie inférieure de
leur cours, l'ombre commun. Mais quoique, en 1609, lors
du mariage d'un des membres de la famille ducale célébré à Stuttgart, on consomma 3.395 ombres de rivière, ce
poisson est de beaucoup inférieur à la truite.

Les zoologues trouveront d'ailleurs encore d'autres
observations intéressantes à faire, avant tout sur les nombreuses espèces de larves des phryganodées : tantôt ils les
verront ramper au fond des fossés dans des enveloppes ar-
tistement faites de toutes petites pierres ou de fractions de
végétaux, tantôt encore collées, à l'état de nymphes, dans
un fourreau fait de matériaux grossiers, au milieu de l'eau
écumante du torrent, à une roche toute recouverte de ces
enveloppes juxtaposées. A côté d'elles rampent en grand
nombre d'autres larves d'insectes, représentant les différentes phases de développement de diverses espèces de
phryganes. S'ils ont le regard perçant, ils découvriront
encore différentes hydrachnelles ; des vermisseaux presque
imperceptibles, répandus dans certains cours d'eau, sou-
tiendront en silence, mais avec acharnement, la lutte pour la
vie, tandis que tel ou tel coquillage microscopique nous
ramènera aux temps reculés de l'époque glaciale, dont il est
le reliquat.

Pour ceux qui préféreront étudier les invertébrés de
terre ferme plutôt que ceux de l'eau, ils trouveront sans

grande peine maint exemplaire intéressant au cours de leurs promenades à travers la Forêt-Noire. Ils s'intéresseront en premier lieu sans doute aux énormes fourmilières qui couvrent souvent une étendue de plusieurs mètres et atteignent une hauteur de plus de trois pieds. Souvent ces cités populeuses d'insectes laborieux se succèdent les unes aux autres ; on suit leurs routes et leurs chemins de communication qui témoignent de l'activité incessante de leurs habitants, dont on ne se lasse pas d'étudier les mœurs, car ils présentent sans cesse de nouveaux problèmes à résoudre.

La forêt, bien entendu, est la demeure d'un grand nombre de capricornes et d'autres coléoptères. La guêpe des bois se rencontrera également. La végétation spéciale, et surtout les longues usnées, qui font une draperie si pittoresque aux géants de la forêt, offrent une pâture agréable à la chenille de quelques papillons fort rares. L'altitude de certaines parties de la chaîne permet à plusieurs insectes du Nord d'y séjourner, de préférence aux vallées où ils ne pourraient vivre. L'épais tapis de mousse qui en tant d'endroits recouvre le sol de la forêt recèle de petites araignées, des cirons, des podurelles et d'autres insectes infiniment petits dont, de longtemps encore, on n'aura pas constitué l'inventaire complet. La stucture géologique de la chaîne, où le calcaire fait défaut, imprime un caractère nettement tranché à la catégorie des mollusques gastéropodes ; le plus souvent, nous rencontrerons des espèces dépourvues absolument de coquilles ou n'en ayant qu'une très mince, ce qui s'explique par l'absence absolue de matières calcaires dans le sol.

L'ami de la nature, au cours de ses promenades par monts et par vaux, trouvera dans la faune de la Forêt-Noire, s'il l'observe attentivement, maint détail intéressant et même attrayant, lui permettant de compléter le tableau d'ensemble qu'offrent notre chaîne et ses forêts.

VII. La cure de Wildbad. Les installations balnéaires.

En admettant qu'il soit nécessaire de grouper les moyens de traitement de Wildbad, ce groupement se fera de lui-même en moyens naturels fournis par la nature, et en moyens artificiels qui sont venus s'ajouter plus tard aux premiers.

Dans le premier groupe, le plus important, et pour nos thermes le groupe essentiel, figurent les sources, dans l'acception la plus étendue du mot, et la situation de Wildbad, tant au point de vue du climat qu'au point de vue géographique.

Le deuxième groupe comprend l'ensemble des autres moyens et méthodes de traitement qui ont été créés et qui, au cours de la seconde moitié du xixᵉ siècle, s'adaptant au goût moderne, ou répondant aux besoins et au désir des malades et des baigneurs, sont venus s'ajouter au premier, tels les différentes branches du traitement physico-médical, l'hydrothérapie, les bains de vapeur et d'air chaud, les douches, la méchanothérapie et le massage, l'électrothérapie, etc. Nous ne les déprécierons nullement, car nous ne saurions nous en passer, vu qu'ils complètent notre traitement naturel, qu'ils l'étendent et lui viennent en aide. Mais ils ne constituent pas la marque distinctive et caractéristique de Wildbad ; celle-ci réside uniquement dans l'effet merveilleux de ses thermes. Sous ce rapport, nous ne craignons aucune concurrence, tandis que, pour les méthodes physico-médicales, il se crée en quelque sorte journellement des établissements magnifiques ; toutes les villes, même de grandeur moyenne, possèdent un établissement de bains où l'humanité souffrante trouve, en plus de tous les systèmes d'hydrothérapie, des bains médicaux de toute sorte, des bains d'air chaud, des bains solaires réalisant tous les perfectionnements les plus récents. Il n'en vient pas moins de malades aux stations d'eaux minérales naturelles; tout au contraire, le nombre des baigneurs augmente d'année en année à Wildbad, dont la renommée s'est assise et confirmée au cours des siècles, grâce à l'action mystérieuse des vertus propres à ses thermes, grâce aussi à l'air pur et au calme dus aux forêts avoisinantes. De plus, les malades à qui la belle nature a rendu force et santé célèbrent Wildbad dans le monde entier, et d'année en année un grand nombre de patients et de personnes épuisées accourent, pleins d'espoir, dans les sapinières de la vallée de l'Enz.

Nous nous occuperons donc tout d'abord des sources thermales de Wildbad, de leurs vertus spéciales et de l'action thérapeutique qu'elles exercent sur l'organisme malade, puis nous passerons en revue les autres moyens de traitement et nous étudierons le rapport qui existe entre ces moyens et le traitement balnéaire.

Les thermes de Wildbad.

Leurs qualités générales et spéciales, physiques et chimiques. Classification générale des thermes ; thermes indifférents et bains d'eau minérale naturelle. Leurs effets et leur caractère. Théories anciennes et nouvelles.

Comme il a été dit au chapitre III, la source de Wildbad prend naissance dans une fissure de la roche primitive, du granit, qui forme dans cette région, sur un parcours peu étendu, le sous-sol de la vallée. L'eau minérale sort d'environ 36 forages ; ils ont une profondeur de 5 à 54 mètres et entament les fissures par où monte l'eau des profondeurs que nous ne saurions mesurer exactement.

La température de chacune de ces sources est constante ; d'une année à l'autre, elle reste la même ; par contre, il existe des différences d'une source à l'autre; la moins chaude a une température de 33° c., la plus chaude de 38° c.

De même que la température, le rendement des sources est constant ou à peu près. Même pendant les années de sécheresse on n'a pas observé de baisse sensible dans la quantité d'eau qui varie, entre 900.000 et un million de litres dans les vingt-quatre heures.

Différents faits permettent d'établir que, dans les profondeurs de la masse rocheuse, les sources correspondent entre elles par un réseau de fissures ; lors des reconstructions des bains, les ouvriers ont souvent entamé de ces fissures servant de conduits aux eaux minérales dans le granit du sous-sol, qu'ils durent ensuite soigneusement boucher et cimenter.

Dès lors les sources s'échappant par les tuyaux de forage sont identiques quant à leur caractère chimique, qui est également constant, comme l'ont démontré les analyses faites à différentes époques.

D'après l'analyse chimique du professeur de Fehling, l'eau thermale a la composition suivante :

Dans 100.000 grammes de l'eau de Wildbad (provenant d'un mélange dont les éléments ont été empruntés à différents forages), on trouve :

Carbonate de chaux.	9,880 gr.
Carbonate de magnésie.	1,016 gr.
Carbonate de soude.	9,588 gr.
Protocarbonate de fer.	0,036 gr.
Alumine.	0,070 gr.
Soude sulfatée.	4,034 gr.
Sulfate de potasse.	1,435 gr.
Chlorure de sodium.	24,269 gr.
Acide silicique.	6,304 gr.
Principes fixes au total. . . .	56,632 gr.
Acide carbonique pur.	11,877 gr.
Poids spécifique.	1,006 gr.

De plus, l'eau contient de la substance organique, de l'acide nitrique, de l'acide borique, de l'acide phosphorique, de l'arsenic oxydé, de l'ammoniaque, de la lithine, de la baryte, de la strontiane, du protoxyde de manganèse, de l'étain, en quantités tellement minimes qu'il est impossible de les déterminer.

A l'analyse, l'eau de Wildbad est faiblement alcaline. Elle est de plus sans odeur, sans saveur, sans couleur et absolument claire, ce qui lui donne une grande réfringence. Au toucher, elle est veloutée et onctueuse.

Comme on l'a vu par l'analyse, notre eau thermale ne contient de l'acide carbonique pur qu'en quantité relativement faible. Par contre, il s'élève des sources des bulles en grand nombre, dégageant des gaz qui de tout temps ont vivement intéressé les savants. On les prenait au début pour de l'air atmosphérique aspiré. Mais à l'analyse on a constaté qu'il s'agissait d'un mélange d'azote, d'oxygène et d'acide carbonique dans la proportion de 95,85 : 1,83 : 2,32 s'élevant des profondeurs avec l'eau thermale, tandis que l'air atmosphérique par 100 volumes, contient 78,35 d'azote, 20,77 d'oxygène et 0,04 d'acide carbonique. Ce mélange gazeux est donc plus riche en azote et en acide carbonique, mais contient 16 fois moins d'oxygène que l'air.

Mais ces exhalations gazeuses ont excité un intérêt plus vif encore grâce aux recherches faites il y a quelques années par le professeur H. Kayser de Bonn. Il étudiait à ce moment-là deux éléments nouvellement découverts, l'argone et l'hélium, et son attention s'était portée à ce propos sur la quantité considérable d'azote que contiennent les eaux de Wildbad. A sa requête, des spécimens de ces gaz lui furent adressés et il a donné le résultat de son analyse dans les termes suivants (*Deutsche mediz. Wochenschrift* 1895, n° 34, page 562) :

« Jusqu'à ce jour on n'a trouvé l'hélium que dans quelques rares minéraux (dans la Clévite et la Bröggerite) et l'on ignore présentement encore sous quelle forme il s'y trouve. On apprendra donc avec intérêt que je l'ai trouvé à l'état pur dans la nature.

« Il y a quelque temps, j'appris que, dans les sources de Wildbad (Forêt-Noire), s'élèvent des bulles de gaz qui, d'après une analyse déjà ancienne de Fehling, devaient contenir environ 96 % d'azote. Comme dans tous les cas de ce genre il est possible qu'il y ait de l'argone en petite quantité, j'ai procédé à l'analyse de ce gaz. Après en avoir éliminé l'oxygène, l'azote et l'acide carbonique, je me vis en présence d'un reliquat minime de gaz que je soumis à l'analyse par le spectroscope. Je vis apparaître alors les lignes de l'argone et de l'hélium, et ce dernier minéral doit s'y trouver en quantité relativement considérable, car ses lignes étaient très brillantes et faciles à photographier. L'hélium constitué par les minéraux précités se compose de deux corps qui, dans le spectre, sont représentés par des lignes différentes. Dans le gaz de Wildbad, ces deux lignes existent également. Ce qui me paraît particulièrement intéressant dans ce résultat, c'est que pour la première fois on a trouvé un point où les deux corps compris sous le nom d'hélium sont isolés et s'échappent dans l'atmosphère. L'avenir seul nous dira si ces gaz qui se produisent dans les sources de Wildbad contribuent à leur action thérapeutique et s'ils existent également dans des sources similaires. »

Jusqu'à ce jour la chimie dénie aussi bien à l'argone qu'à l'hélium toute importance au point de vue thérapeutique. Mais nous savons si peu de chose sur leur compte, surtout sur celui de l'hélium et de ses propriétés, que l'on ne saurait considérer cette question comme définitivement résolue.

Mais si nous jetons encore un regard sur l'analyse chimique, nous serons surpris de ce fait que, parmi les principes solides, c'est le chlorure de sodium qui avec ses 24,269 gr. tient la tête. Or, si l'eau thermale produit sur la peau une sensation de velouté, cela provient probablement

de ce fait qu'elle ne contient que les carbonates des sels
calcaires et de magnésie, tandis que leurs sulfures font
défaut ; par contre, il s'y trouve du carbonate de soude en
quantité relativement considérable, ce qui fait paraître
l'eau savonneuse au toucher.

Or donc, les principes fixes de l'eau de Wildbad sont au
total pour 100.000 gr. (c'est-à-dire pour 100 litres) d'environ 56,6 gr. Si nous comparons ce chiffre à celui des
analyses halimétriques d'autres sources chaudes célèbres
qui trouvent leur emploi thérapeutique surtout sous forme
de bains et qui, par leur action dans un grand nombre
de maladies, font concurrence à Wildbad, nous ne trouverons dans la même quantité d'eau (100 l.) en fait de principes fixes que les quantités suivantes : pour Gastein
32, gr., pour Ragatz-Pfäffers 20,9 gr., pour Badenweiler
33,0 et pour Plombières 32,0. Par leur contenu chimique
les eaux de Wildbad sont fort éloignées encore de l'eau
de source ordinaire, et surtout de l'eau distillée. Aussi sont-
elles bien meilleures conductrices du courant électrique
que cette dernière.

Il y a sur toute la surface du globe de très nombreuses
sources thermales, et depuis les temps les plus reculés l'humanité se sent attirée vers certaines d'entre elles qui représentent à ses yeux les lieux privilégiés où la nature lui
offre les moyens de guérison. Depuis que les moyens de
transport se sont développés et perfectionnés de telle sorte
que même les malades peuvent se rendre dans des contrées
lointaines, les stations thermales ont vu augmenter sans
cesse le nombre des baigneurs, et leurs installations balnéaires ont été portées au point de perfectionnement où
nous les voyons à l'heure actuelle. En même temps, les
sciences naturelles ayant progressé, les savants ont voulu
sonder le mystère qui entourait l'action curative de ces
eaux. Grâce aux perfectionnements apportés à l'analyse
chimique, on a pu établir nettement la composition qualitative et quantitative des eaux minérales. De la sorte on a

été amené à établir une division et un groupement schéma-
tiques des différents thermes, d'après telle ou telle substance chimique qui prédomine en eux. C'est ainsi
qu'actuellement on parle d'eaux alcalines, salines, sulfu-
reuses, ferrugineuses, etc. On attribue leur vertu curative
pour les maladies nettement définies à la présence en quantité dominante de telle ou telle substance chimique. Mais
il restait en dehors de ce groupement un certain nombre
de thermes qui se distinguaient par ce fait qu'il n'entrait
dans leur composition qu'une quantité relativement
minime de principes solides, outre qu'il existait entre
eux, sous le rapport de l'action thérapeutique, une grande
similitude, et qu'il était difficile de les comprendre dans ce
schéma chimique. A ce groupe appartiennent,comme nous
l'avons donné à entendre plus haut, en plus de Wildbad,
les thermes de Gastein, de Ragatz-Pfäffers, de Teplitz, de
Schlangenbad, de Plombières, etc. On les désigne sous le
nom de thermes indifférents on acratothermes. Le peuple
les nomme tous *Wildbäder*, eaux minérales surgissant
spontanément, et entend exprimer par là ce qu'il y a de
primesautier en eux. Le type de ces thermes, surtout
sous le rapport de l'installation des bains, c'est notre
station de l'Enz, qui depuis qu'on la connaît, c'est-à-dire
depuis le xive siècle, s'appelle le *Wildbad* tout court.

Le pourcent des principes chimiques contenus dans
l'eau de Wildbad est, comme nous l'avons vu plus haut,
relativement faible. Or, dans la période où l'on admettait
que les eaux minérales agissent surtout chimiquement sur
l'organisme, on ne crut pas pouvoir leur attribuer une
action physiologique et thérapeutique plus grande que
celle qui doit être attribuée aux bains chauds ordinaires.
Les résultats incontestables qu'on obtenait avec elles,
disait-on, sont dus, non pas tant à leur action spécifique
qu'à des causes extérieures coïncidant avec l'usage qu'on
en fait, le changement de climat, par exemple, le calme et
la tranquillité absolus dont jouit le baigneur pendant sa

cure et qui lui permettent de s'y consacrer totalement, tandis que chez lui il n'est pas dans les mêmes conditions favorables. C'est ainsi que Braun, par exemple, disait, il y a environ trente ans, dans sa balnéologie en parlant de Wildbad : « Ces sources ne contiennent que des quantités de gaz infiniment petites, équivalentes à zéro ; en fait de sels il n'y en a presque aussi peu. Dès lors on obtiendrait les mêmes résultats avec des bains chauds ordinaires, pourvu qu'on les prît dans des stations climatériques convenables. »

Cette doctrine, il est vrai, mit fin à l'idée exagérée que se faisait le grand public de la vertu curative des eaux de Wildbad et autres stations analogues. Mais on allait beaucoup trop loin, et la réputation de ces thermes aurait pu tomber, surtout vis-à-vis de celles des sources plus fortement minéralisées, si les résultats obtenus et que nul ne pouvait songer à contester, n'avaient pas continué à plaider en leur faveur.

Une autre question fort controversée était de la plus haute importance pour la balnéologie, celle de savoir jusqu'à quel point notre peau absorbe les substances chimiques contenues dans l'eau minérale. Des expériences souvent répétées tendraient à prouver que la peau humaine intacte n'est perméable que dans une mesure très minime à l'eau et aux substances qui y sont en dissolution, même si la température de l'eau est élevée et si cette dernière agit sur elle pendant un laps de temps considérable. Il en est forcément de même pour les eaux minérales. Dès lors on se trouvait en présence de nouvelles difficultés, et l'on dut admettre que le but qu'on visait ne pourrait être atteint par l'analyse chimique seule, et qu'il existait en dehors de la composition chimique des facteurs constituant la vertu curative des eaux.

Mais, dans l'intervalle, l'hydrothérapie aussi était, grâce aux travaux de savants éminents et de champions infatigables, sortie de sa phase empirique pour devenir une science solidement assise ; sur cette base la balnéologie a pu continuer ses travaux. Or, le facteur actif de l'hydrothérapie est en première ligne l'action stimulante et calmante de la température que nous faisons subir à l'organisme en la graduant méthodiquement; en variant la durée et la succession de nos différents procédés hydrothérapiques. C'est ainsi que nous pouvons agir d'une façon précise sur le système nerveux, le cœur, les vaisseaux sanguins, les mouvements du cœur, la circulation du sang, l'assimilation des aliments et les modifications organiques, la température du corps, exercer, selon qu'il est besoin, une action stimulante ou calmante sur les organes et les fonctions vitales du patient.

Or, tout naturellement, la vertu curative des bains d'eau minérale naturelle est déterminée par la même action stimulante ou calmante; mais ces bains ont ceci de caractéristique que, pour certains troubles de l'organisme nettement déterminés, ils sont à même d'exercer cette action sous une forme tout particulièrment efficace et favorable. On est donc autorisé à parler à propos d'eux d'une action curative spécifique.

Les nombreuses expériences qu'il m'a été donné de faire, comme médecin des eaux de Wildbad, le grand nombre de malades et les formes si diverses des maladies que j'ai observés ont fait naître en moi la conviction profonde que nos thermes concordent à la vérité avec les bains chauds ordinaires sous le rapport de leur action physiologique, stimulante ou calmante, mais qu'ils leur sont de beaucoup supérieurs quant à l'intensité et à la durée de cette action, que dès lors donc ils possèdent une valeur thérapeutique plus grande. Notre expérience pratique nous en fournit de nombreux exemples. Combien n'arrive-t-il pas de malades à Wildbad, à qui, à domicile, on avait, depuis un temps plus ou moins long, administré des bains chauds artificiels de toute sorte, sans qu'on eût constaté que leur organisme eût, d'une manière sensible, subi l'influence de ces bains ! Et, à peine ont-ils, en observant les précautions voulues, pris quelques bains à Wildbad, que la réaction se produit, soit pour ce qui est de la santé générale, soit encore par rapport à l'activité du cœur, au système nerveux, aux modifications organiques, et cette réaction on ne saurait l'attribuer qu'à l'effet spécifique de nos thermes. Dans le chapitre où nous traiterons plus spécialement de la cure, nous nous étendrons davantage là-dessus et nous signalerons d'autres actions caractéristiques que les thermes de Wildbad exerceront dans une série d'états morbides pour le traitement desquels ils sont particulièrement efficaces.

On a donc été amené à admettre que le principe curatif de nos bains réside dans leur calorique spécial. C'est à bon droit qu'on désigne comme les plus précieuses, au point de vue thérapeutique, celles des sources thermales que la nature a dotées d'un calorique tel qu'il n'est besoin ni de l'augmenter ni de le diminuer. En outre, il faut que les bassins et baignoires soient organisés de façon qu'il y existe un courant d'eau chaude thermale constant, afin que la température reste la même pendant toute la durée du bain. Il est hors de doute que c'est grâce à cette température constante que l'on obtient une action uniforme et continue, que le malade tire tout le profit possible de son séjour dans l'eau, et que l'action se fait sentir avec une intensité croissante.

Toutes ces conditions nous les trouvons réalisées de la manière la plus complète à Wildbad. Abstraction faite de ce point que notre eau minérale a une température naturelle de 33 à 38° c. et que dès lors il n'est pas besoin de la porter artificiellement à une température plus élevée lorsqu'on l'administre en bains, nos établissements sont édifiés directement sur les sources ; celles-ci débouchent directement, presque sans conduits intermédiaires, dans le fond même des bassins, et, grâce à un courant continuel maintenu dans les piscines et baignoires, la température reste constante.

A Wildbad, le malade prend son bain directement à la source, et celle-ci peut, dans son jaillissement même, exercer

sa vertu curative sur l'organisme à partir du moment où, s'é-
chappant des profondeurs du sol, elle se dégage librement.

Je n'insisterai pas davantage sur la grande importance et
la valeur de ce caractère spécial dont la nature a doté les
thermes de Wildbad. Je ne reviendrai que sur le dernier fait
mentionné, vu que, selon moi, le public et peut-être même
certains médecins ne l'apprécient pas suffisamment. Lorsqu'il
s'agit d'absorber de l'eau minérale pour se guérir, personne
n'hésitera à déclarer que cette eau produira l'effet le meilleur et le plus sûr si le malade la boit directement à la
source au lieu de la boire d'une bouteille, même récemment
ment remplie. Or, il est certain qu'il n'en saurait être autrement des bains d'eau minérale ; plus cette eau remplit directement les bassins et baignoires en venant de la source,
moins on craindra que dans l'intervalle elle aura pu voir
diminuer sa vertu curative. Eh bien, à ce point de vue là
aussi les thermes de Wildbad se trouvent être dans les conditions les meilleures, idéales pourrait-on dire, vu que par
la disposition spéciale des thermes et des installations balnéaires, le malade se trouve plongé en quelque sorte dans
la source même. Nous reviendrons d'ailleurs plus tard sur
ce point.

Il nous reste à mentionner brièvement deux théories se
rapportant à l'action curative des bains d'eau minérale naturelle. La première revendiquait pour ces bains la présence
dans leurs eaux de phénomènes électro-galvaniques ; l'autre
des énergies caloriques spéciales. Nous mentionnons ces
théories parce qu'elles peuvent être considérées comme les
précurseurs des idées que nous sommes actuellement tentés
d'admettre en nous basant sur les doctrines que la chimie
physique a établies à ce sujet.

Il y a plus de soixante-dix ans que l'on avait découvert
que l'eau minérale de Gastein constituait un conducteur
considérablement meilleur pour le courant électrique que
l'eau de source ordinaire ou que l'eau distillée. Plus tard,
on fit les mêmes expériences avec les eaux de Wildbad, et

elles se révélèrent comme conducteurs encore meilleurs que celles de Gastein. De même on arriva à constater des courants électriques infiniment faibles qui se produisent dans le bain au contact de l'eau minérale avec la peau. On crut que ces courants pouvaient agir sur les extrémités des nerfs dans la peau et produire une action tantôt stimulante, tantôt calmante sur eux. Cette hypothèse n'a trouvé que peu d'adhérents, les expériences acquises en hydrothérapie démontrant qu'il n'était pas possible d'attribuer une action physiologique à ces courants infiniment faibles. Depuis, on a été amené à tirer du régime électrique d'une eau minérale, et surtout de sa vertu conductrice par rapport au courant électrique, des conclusions par rapport à sa constitution physico-chimique. Or, c'est cette constitution, comme nous le verrons plus bas, qui actuellement détermine principalement notre conception de l'action des eaux minérales.

La seconde théorie nous intéressera sans nul doute tout particulièrement, parce qu'elle a été élaborée par mon prédécesseur le D^r von Renz, tout spécialement pour les eaux de Wildbad. Il a su la développer éloquemment et avec profondeur. (Voir *Die Heilkräfte der sogenannten indifferenten Thermen*, etc., *de Wilh. Theodor v. Renz.*)

Renz supposait que par suite de la haute température et de la forte pression que l'eau thermale subit sans nul doute pendant qu'elle circule dans l'intérieur du sol durant un temps assez long, il s'y produirait forcément, en plus des modifications de sa structure moléculaire, des oscillations spéciales dans sa température, différant du rayonnement ordinaire de la chaleur et capables d'exercer sur les nerfs de la peau une action spéciale calmante ou stimulante. La peau étant l'organe essentiel par lequel le corps humain ressent la chaleur, se prête particulièrement à ressentir cette action de la chaleur, qu'elle transmet ensuite au centre même du système nerveux.

Malheureusement, ces oscillations spéciales de la température ne sont qu'une hypothèse gratuite que la physique ne confirme point ; aussi la théorie de Renz ne trouve-t-elle qu'un petit nombre d'adhérents, quoiqu'il faille certainement en tenir compte. D'après les expériences qu'il m'a été donné de faire, je suis tenté d'admettre que dans l'action physiologique de nos thermes, en plus de l'effet produit par le calorique, d'autres actions stimulantes ou calmantes physiques jouent un grand rôle ; pendant le bain elles agissent sur les extrémités des nerfs et réagissent sur le système nerveux central. En quoi consiste cette action, la chimie physique pourra peut-être nous le dire un jour. C'est en effet grâce à ses découvertes que nous sommes à même, depuis quelques années à peine, de nous faire une idée exacte des forces qui jouent un rôle dans les fonctions essentielles de l'organisme humain.

Cette science, qui en est presque encore à ses débuts, est née de l'heureuse combinaison de la chimie avec la physique. D'après elle nous apprécierons la valeur des substances chimiques d'une source minérale ou de thermes, non plus uniquement d'après l'analyse chimique quantitative et qualitative, mais encore d'après la forme sous laquelle nous les y voyons paraître, d'après les qualités et les valeurs physiques qu'elles représentent, d'après la juxtaposition des molécules salines dissoutes et l'action qu'elles exercent les unes sur les autres, ainsi que d'après l'action dont elles peuvent être le point de départ. On donne à cette dernière le nom d'*énergies*, et les agents de nos énergies sont les molécules salines dissoutes dans l'eau, autrement dit les particules salines, qui ne peuvent plus se subdiviser qu'en leurs atomes. Donc, une quantité définie d'eau minérale ou thermale représente une certaine quantité d'énergie qui y est accumulée et qui, dans des conditions données, peut être dégagée et produire une action. Les eaux minérales artificielles, quel que soit le soin qu'on ait mis à les composer, ne se comportent pas du tout de la même manière que les eaux minérales naturelles. D'ailleurs, les propriétés physico-chimiques de ces dernières se modifieront aussi, surtout après être restées embouteillées ou exposées à l'air pendant un certain temps.

Pour les eaux minérales qui se prennent en boisson, la science nous fournit des données un peu plus certaines, et nous connaissons, plus ou moins, les énergies qui entrent en jeu dans la résorption et l'assimilation des quantités d'eau minérale introduites dans le corps. Nous voyons là l'action réciproque de deux liquides séparés l'un de l'autre par une paroi à moitié perméable. L'un, c'est l'eau minérale introduite dans l'estomac et dans le canal intestinal; l'autre, le suc répandu dans les tissus de l'organisme. Ils sont séparés l'un de l'autre par une paroi à moitié perméable, la muqueuse, qui présente cette particularité d'offrir un libre passage, dans les deux sens, à l'eau, mais d'arrêter au passage certaines matières en dissolution dans cette eau.

Or, des molécules salines en dissolution dans l'eau dépend la pression osmotique, c'est-à-dire la propriété qu'a toute solution saline d'attirer l'eau, et à cette catégorie appartiennent aussi les sucs contenus dans les tissus. Selon que la pression osmotique ou la propriété d'attirer l'eau est prépondérante de l'un ou de l'autre côté de la paroi à moitié perméable, il se produira dans un sens ou dans l'autre un passage d'eau à travers cette paroi. Ces actions réciproques sont appelées osmose, et c'est sur elles que se basent les phénomènes d'élimination et de résorption dans l'organisme animal et végétal, que nous connaissons. Il s'y produit des énergies considérables dont nous sommes à même aussi de nous faire une idée. Il serait oiseux d'entrer dans le détail de ces phénomènes, les profanes eux-mêmes comprendront d'après ce que nous venons de dire que nous pouvons, en administrant des eaux minérales déterminées, en boisson, à nos malades, provoquer, activer ou limiter dans leur organisme certains phénomènes d'élimination ou de résorption, et obtenir de la sorte la réaction que nous voulions réaliser.

Or, il se produit dans le bain d'eau minérale ou thermale

des phénomènes analogues. Là aussi a lieu, à travers la peau du corps, une action réciproque entre le suc contenu dans les tissus et l'eau du bain.

Quoique la peau humaine, comme nous l'avons dit plus haut, ne soit que très relativement perméable à l'eau et aux sels qui s'y trouvent en dissolution, et que dès lors le processus ci-dessus décrit doive être considéré comme restreint dans une mesure infiniment moindre qu'il ne l'est, par exemple, dans le canal intestinal, il n'en existe pas moins très réellement, et il a lieu dans le bain d'eau minérale probablement dans les deux sens, c'est-à-dire que de part et d'autre il y a échange de sels et d'eau. Les modifications momentanées produites de la sorte dans la concentration des sucs suffisent, sans nul doute, quoiqu'elles soient minimes, à agir sur les innombrables extrémités des nerfs dans la peau, soit en les calmant, soit en les stimulant, et à provoquer ainsi dans l'organisme des réactions qui exerceront une influence favorable sur les processus pathologiques dans des régions déterminées du corps, soit en augmentant, soit en diminuant l'assimilation.

Ces actions alternantes, comme nous l'avons vu plus haut, dépendent, spécialement, de la pression osmotique des sels en dissolution, soit encore de l'eau minérale ou thermale ; cette pression à son tour est déterminée par le nombre et la superposition des molécules salines en dissolution ; d'autre part, les propriétés curatives dont la nature a doté les sources d'eau minérales ne sauraient être artificiellement reproduites à valeur égale ; on pourra peut-être, avec le temps et par des recherches physico-chimiques, fournir la preuve que les bains d'eau minérale exercent sur le malade une action spécifique.

Jusqu'à ce que la preuve en soit faite, nous nous abstiendrons de chercher des explications théoriques de cette action, nous nous contenterons des nombreux faits d'expérience qui confirment la vertu curative de nos thermes, faits dont le nombre va croissant de jour en jour. Pour tout autre remède, nous ne le dédaignons pas pour cette raison seule qu'il ne nous est pas encore possible, théoriquement, de fournir une explication exacte de son action curative. La médecine a toujours été et est encore, pour ce qui est de l'essentiel, une science pratique puisant ses données dans l'expérience, et l'humanité souffrante n'hésitera pas à tirer le plus grand profit possible des vertus curatives que la nature lui offre si abondamment dans les sources d'eau minérale naturelle, de s'en montrer reconnaissante et d'avoir confiance en elles, quoique la science n'ait pas encore pu pénétrer jusque dans ses recoins les plus reculés le mystère qui les entoure.

Les établissements de bains de Wildbad et leur organisation.

De tout temps on a attribué aux eaux de Wildbad administrées en bains leur vertu curative essentielle; leur absorption ne venait qu'en seconde ligne. Il en est de même encore actuellement. Nous allons donc tout d'abord décrire les établissements balnéaires.

Dès l'origine, ces établissements se trouvaient sur la rive droite de l'Enz, où la première maison de bains qui pendant des siècles resta la seule, se trouvait édifiée au-dessus de la première source, au-dessus de ce qu'on appelait l'Enfer.

A la place de ce bâtiment tout simple s'élèvent actuellement des édifices grandioses sur l'une et l'autre rive. Tandis que les établissements de la rive droite contiennent les bains d'eau minérale naturelle, sous leur forme primitive consacrée par les siècles, mais avec une installation en partie du moins luxueuse, on trouvera sur la rive gauche, dans les constructions neuves du *König-Karlsbad*, ouvertes au public en 1892, les bains de vapeur et d'air chaud, ainsi que le gymnase médical, tandis que dans la partie de l'édifice un peu plus ancienne et située en arrière se trouvent les bains thermaux dits bains refroidis.

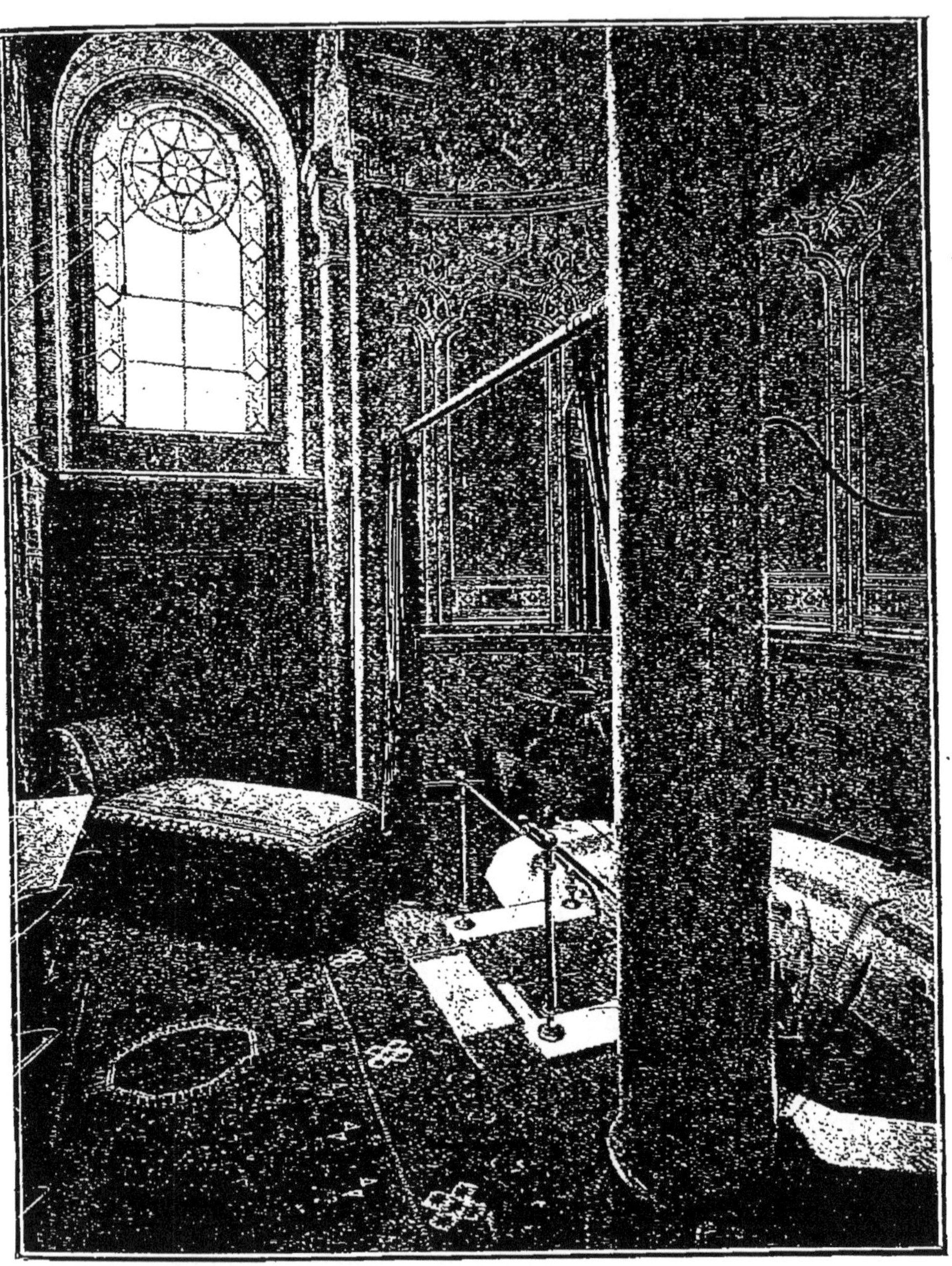

Bain des Princes.

LES BAINS DE LA RIVE DROITE DE L'ENZ

A. Le grand établissements des bains.

(*Das grosse Badgebäude.*)

C'est un bel édifice en grès rouge. Il est situé à l'extrémité sud du *Kurplatz* et communique directement avec l'hôtel royal des bains (*Königliches Badhotel*) dont tous les étages sont reliés aux bains par un ascenseur hydraulique. L'entrée principale se trouve sur la façade Ouest, en face de celle de l'hôtel Klumpp. Par le corridor central on arrive directement dans le magnifique hall en style mauresque servant de salle d'attente pour les baigneurs. Il y a deux autres entrées dont l'une se trouve dans l'angle Sud-Est du *Kurplatz*, à côté du bureau de poste, tandis que la seconde, à l'extrémité opposée de l'établissement des bains, ouvre sur le passage entre celui-ci et le *Katharinenstift*, dans le voisinage immédiat de la caisse (*Badkasse*). Cette deuxième entrée, de même que l'entrée principale, sont organisées de façon à permettre la circulation des fauteuils à roulettes. Enfin une porte donne sur la rue principale (*Hauptstrasse*) à l'extrémité Sud de l'établissement, et par elle on accède au corridor Sud.

C'est autour du corridor central et du hall que se groupent les différents loçaux affectés aux bains que contient le rez-de-chaussée. Au premier se trouvent des appartements qui font partie du *Badhotel* et que celui-ci met à la disposition de ses clients. Nos lecteurs s'orienteront facilement à l'aide du plan que contient notre livre. En y jetant un regard nous constaterons que l'établissement contient les bains des princes (*Fürstenbäder*), la division A et B des bains pour hommes et pour femmes (*Herren- und Frauenabteilungen*) avec les piscines (*Gesellschaftsbäder*) et les cabinets de bains.

Les bains des princes (*Fürstenbäder*) au nombre de 9 (dont

3 grands et .6 petits) sont très élégants et capables de satisfaire par leur luxe même les plus difficiles et les plus
délicats. Ils ne sont pas exclusivement réservés aux personnages princiers; les baigneurs ordinaires peuvent s'en
servir.

C'est le *Fürstenbad* n° I qui est le plus grand et le plus
luxueusement installé. Il est en style mauresque et possède
en plus de sa piscine un cabinet-vestiaire organisé de
façon que le baigneur puisse s'y reposer après le bain. La
piscine est ronde et contient environ 1.600 litres. Trois
personnes peuvent s'y baigner à la fois. Il est garni de
magnifiques meubles et de tapis de Perse. Les murs sont
couverts de peintures. La température est de 35° c.

Les numéros II et III des *Fürstenbäder* sont un peu plus
petits, tout en étant aussi luxueux. Le premier a une contenance d'environ 1.100 litres et le second de 800. Leur température varie de 34°6 pour le n° II à 35°5 c. pour le
n° III. Dans le n° II, deux personnes peuvent se baigner en
même temps. Les numéros IV à IX des *Fürstenbäder* sont
un peu moins luxueux et moins spacieux. Leurs baignoires
contiennent de 7 à 800 litres d'eau minérale dont la température va de 33,5 à 35°8 c. Grâce à leur situation
agréable, et à leur bonne aération, ils sont très courus.

Tous ces *Fürstenbäder* peuvent être mis, aux heures
fixées pour les bains et dans l'ordre du tableau, à la disposition des baigneurs des deux sexes.

La *division A pour hommes* (*Herrenabteilung* A) se
trouve au nord du corridor central. Elle contient en plus
du grand bain commun avec ses quatre piscines spacieuses
et les cabinets-vestiaires, les cabinets de bain numérotés de
1 à 15.

Par bains communs (*Gesellschaftsbäder*), on entend de
grands bassins, dans lesquels un certain nombre de personnes
peuvent se baigner en même temps. C'est le procédé le plus
en vogue ; quant à leur action curative, ils sont égaux sinon supérieurs aux bains pris isolément. L'installation

balnéaire primitive ne comprenait guère que ces bassins, et actuellement encore ils figurent, dans le calcul de bains administrés aux malades, comme étant de beaucoup les plus nombreux. Lors des rénovations exécutées au cours de ces dernières années, on y a pratiqué, tant pour les piscines que pour les cabinets-vestiaires, tous les perfectionnements qu'exige le goût moderne. Voir à l'Appendice les prescriptions concernant les bains en commun (*Gesellschaftsbäder*). Par la même occasion on a pu considérablement augmenter le nombre des cabines, fort limité antérieurement, si bien qu'actuellement le public trouve dans le grand établissement (*grosse Badgebäude*) 40 cabines en plus des 9 *Fürstenbäder*.

On accède par le corridor du Nord au grand local contenant les cabinets-vestiaires de la division A pour hommes (*Herrenabteilung* A). Il en contient 50 qui, tous spacieux et pratiquement installés, sont répartis sur deux étages. Chacun des baigneurs a son vestiaire à lui. Tous sont contigús à la salle de bain, surmontée d'une coupole que supportent des colonnes, elle reçoit le jour d'en haut et par des baies latérales, et s'étend sur toute la largeur de l'édifice. Elle contient quatre bassins pour des baigneurs au nombre de 12 à 15 (température 34,3 à 34°8 c.). Elle est flanquée de deux galeries latérales sur lesquelles donnent les portes des cabinets de bain isolés. Ces galeries sont fermées du côté des grandes piscines par des portières, afin que les baigneurs qui utilisent ces dernières ne sentent aucun courant d'air Sur le côté Sud de la salle se trouve le local réservé aux douches thermales. On y accède aussi bien des deux piscines adjacentes que de la galerie latérale.

Les cabinets isolés 1 à 6 se trouvent sur le côté Est, les cabinets 7 à 15 sur le côté Ouest de la salle à coupole. La contenance de leurs baignoires est le même que celui de la plupart de ces sortes de bains, il varie entre 650 et 700 litres, tandis que la température de l'eau varie entre

34,6 et 35º6 c. Les cabinets sont hauts, bien aérés et garnis d'un mobilier pratique. On y accède aussi directement par les portes donnant sur le corridor central.

La *division* A *pour femmes* (*Frauenabteilung* A) est au sud du corridor central et contient, en plus des cabinets isolés 20 à 28 (température variant entre 34,7 et 36º2 c.), deux grandes piscines rectangulaires pouvant recevoir de 15 à 20 personnes. Au-dessus de ces piscines et des cabinets isolés s'élève une vaste coupole avec jour d'en haut et lumière latérale et comprenant également les cabinets isolés, dans toute la hauteur de l'édifice. Contre la cloison Est est situé le cabinet de douches thermales. On accède aux cabinets isolés et aux cabinets-vestiaires de cette division, aussi bien depuis le corridor central que depuis le corridor du sud.

La *division* B *pour hommes* (*Herrenabteilung* B) est située sur le front Sud du grand établissement (*grosse Badgebäude*). C'est une salle à coupole, recevant le jour d'en haut et par des baies latérales et contenant une grande piscine pour environ 18 personnes (température 35º4 c.). Il s'y trouve en plus les cabinets isolés 16 à 19 (température 35,6 à 36º2 c.), ainsi qu'un cabinet de douche. Des deux côtés de la piscine se trouvent les cabinets-vestiaires pour les baigneurs de la division. On accède à cette division par le corridor du Sud.

C'est par ce même corridor qu'on arrive aussi à la *division* B *pour femmes* (*Frauenabteilung* B) qui, disposée absolument de même, contient un bassin pour environ 16 personnes (température 35º c.) et les cabinets isolés 35-48 (température 35,5 à 36º5 c.) Ici également les cabinets-vestiaires sont situés des deux côtés de la salle.

Enfin il existe, donnant ur le corridor Sdu sud, vers la salle d'attente, trois paires de cabinets isolés doubles numérotés de 29 à 34 (température 35,0 à 35º6 c.) destinés les uns aux hommes, les autres aux femmes, et qui ont le grand avantage d'être très isolés.

Chacun des bains isolés a son système de douche thermale.

Il existe, en outre, un cabinet pour douches locales, très
peu demandées d'ailleurs.

A l'extrémité de chacun des deux corridors Nord et Sud,
se trouvent à l'arrière du bâtiment deux cabinets à l'an-
glaise.

Comme on a pu le voir dans la notice historique, tous
les locaux balnéaires et autres du grand établissement ont
été, en des périodes de reconstruction successives, remaniés
et perfectionnés. On n'a reculé devant aucune dépense pour
doter Wildbad de tout le confort, de tout le luxe modernes. Pendant l'hiver de 1901, on a terminé tous ces travaux
en remaniant les divisions pour femmes A et B. Nous n'entrerons pas dans le détail, faute de place. Mais il est un
point sur lequel il importe d'insister, c'est que, à partir de
1902, toutes les salles, tous les cabinets de bain avec leurs
cabinets-vestiaires , ainsi que les corridors, se trouvent
chauffés à l'aide de vapeur à basse pression, de façon à y
maintenir une température constante. L'air est sans cesse
renouvelé par de grands ventilateurs mis en mouvement
par des moteurs hydrauliques.

Dans toutes les salles et cabinets, le plancher est recouvert de tapis et de feutres. Le linge est chauffé à point :
à cet effet, il existe dans toutes les divisions de grands
chauffe-linge. En outre, il y a dans toutes les salles et cabinets des horloges ou pendules : le baigneur les voit de sa
place et peut dès lors sortir du bain à l'heure indiquée. Des
sonnettes électriques faciles à atteindre servent à appeler
les garçons de bain ou les baigneuses.

Toutes les salles et cabinets sont installés commodément
et avec luxe ; mais on s'est surtout préoccupé de pouvoir
facilement les tenir dans un état de propreté parfait. A
hauteur d'homme, les cloisons sont revêtues de faïence de
couleur, vernie ; les parois des bassins, qui durent presque
tous être taillés dans le granit, se composent de grands

carreaux de faïence blanche. Le fond est, pour la plupart, recouvert d'une couche de sable fin afin d'éviter que les baigneurs impotents ne glissent et de fournir à tous un lit moelleux pour s'étendre dans l'eau.

B. Le petit établissement de bains.

(*Das kleine Badhaus.*)

Cet établissement est situé à côté de l'entrée de la caisse des bains, il est adossé au *Katharinenstift* (voir le plan) et contient 12 cabinets isolés avec douches thermales comprenant les numéros 42 à 53° dont 6 pour hommes et 6 pour femmes (température 33,7 à 35°,0 c.). Tout, y compris le chauffage, est installé comme dans le grand établissement. Etant donné le petit nombre de cabinets, et en l'absence de piscines, l'air dans cet établissement est bien moins saturé de vapeur d'eau, et, pour ce motif, comme aussi à cause de la grande tranquillité qui y règne, certains malades préféreront le petit établissement au grand. Un petit monte-charge sert à descendre les fauteuils à roulettes jusqu'aux cabinets situés un peu au-dessous du niveau de la rue.

C. Les bains de l'hôpital royal Katharinenstift,

(Div. C.) appelés aussi bains des bourgeois.

Ces bains se trouvent au rez-de-chaussée de l'édifice. On y accède par une porte qui se trouve à l'angle Nord-Ouest. Il existe deux divisions, l'une pour hommes, l'autre pour femmes, chacune comprenant deux grandes piscines, pouvant contenir l'une 15, l'autre 20 personnes, un appareil de douches et deux cabinets isolés (température 34,0 à 35° c.)

L'installation est simple, comme il convient pour des goûts modestes. Le prix des bains est peu élevé, afin que tous les malades, y compris ceux qui, par nécessité ou par

Comment l'eau thermale arrive aux piscines.

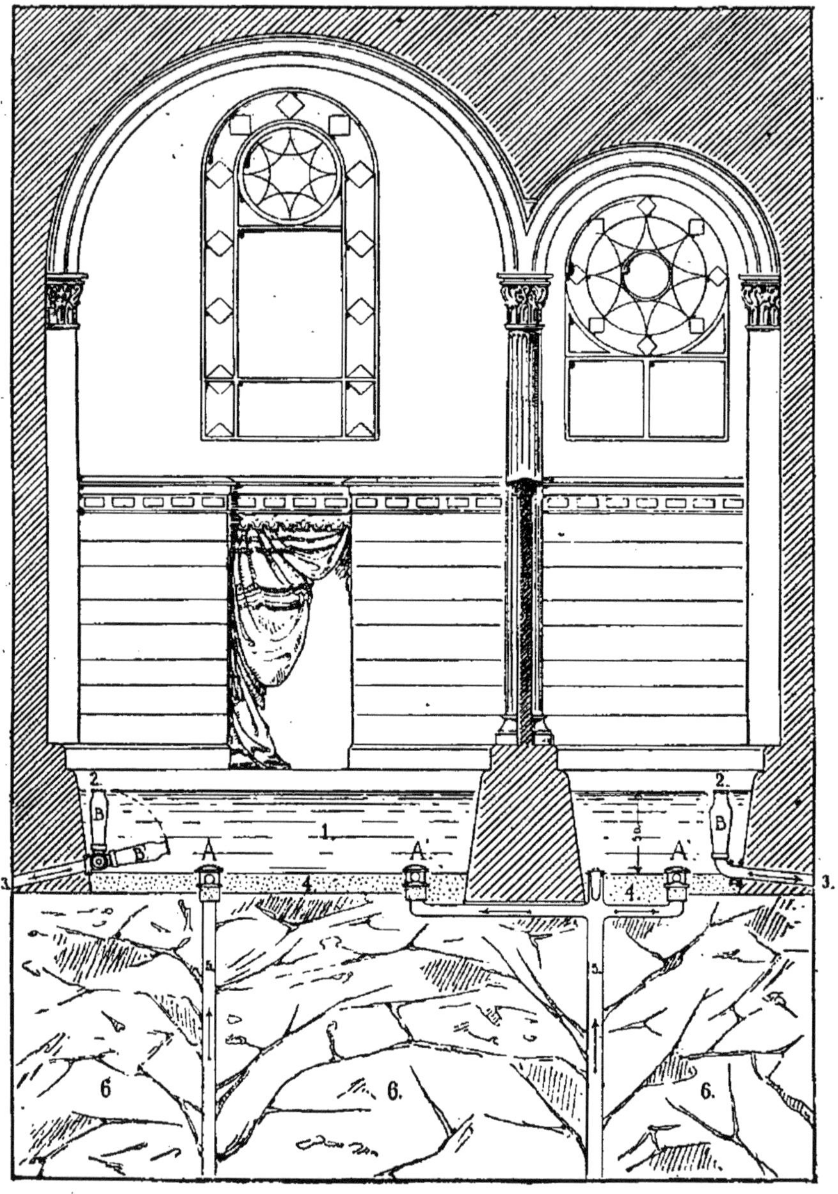

1. Eau thermale. — 2. Trop-plein. — 3. Écoulement dans l'Enz.
4. Sable. — 5. Forage. — 6. Granit (roche primitive) avec fissures
faisant conduits d'eau.

goût, restreignent leurs dépenses, puissent jouir des bienfaisantes eaux de Wildbad.

Installation hydrotechnique et particularités des bains de la rive droite de l'Enz.

Il nous reste à parler de l'installation hydrotechnique qui caractérise nettement les thermes de Wildbad et nous impose une méthode balnéaire spéciale.

Comme nous l'avons vu plus haut, les différents établissements de bains sont édifiés directement sur les sources mêmes, et ces dernières arrivent à la piscine à une température qui permet de s'y baigner immédiatement. Les bains du grand établissement reçoivent leur eau par 18 forages, ceux du petit établissement par 3 et ceux du *Katharinenstift* par 4 forages.

C'est par le croquis de la page 67 qu'on se rendra le mieux compte de l'installation hydrotechnique des bains. Du premier coup on verra que les forages ou bien débouchent directement à ras du sol dans les bassins, comme c'est le cas pour le forage A, ou bien, lorsque le forage alimente plusieurs bains, il se bifurque, à l'orifice, en autant de tubes, qui eux aussi débouchent directement dans les piscines. (Voir le forage A'.) Dans celles-ci on peut voir, au fond, leurs orifices ronds recouverts d'un filtre correspondant chacun à une bouche d'eau thermale.

Cette eau sort sans interruption des forages, elle s'amasse dans les piscines jusqu'à ce qu'elle ait atteint la hauteur de 5o cm., le surplus s'échappant par le tube d'écoulement B qui se déverse dans l'Enz. Cela continue pendant tout le temps que la piscine est remplie, de sorte que l'eau s'y renouvelle sans cesse. La hauteur à atteindre, 5o cm., est la même partout. Elle permet au baigneur de s'étendre commodément dans son bain où l'eau le recouvre jusqu'au menton et à la nuque. Ceux des malades qui ont plus ou

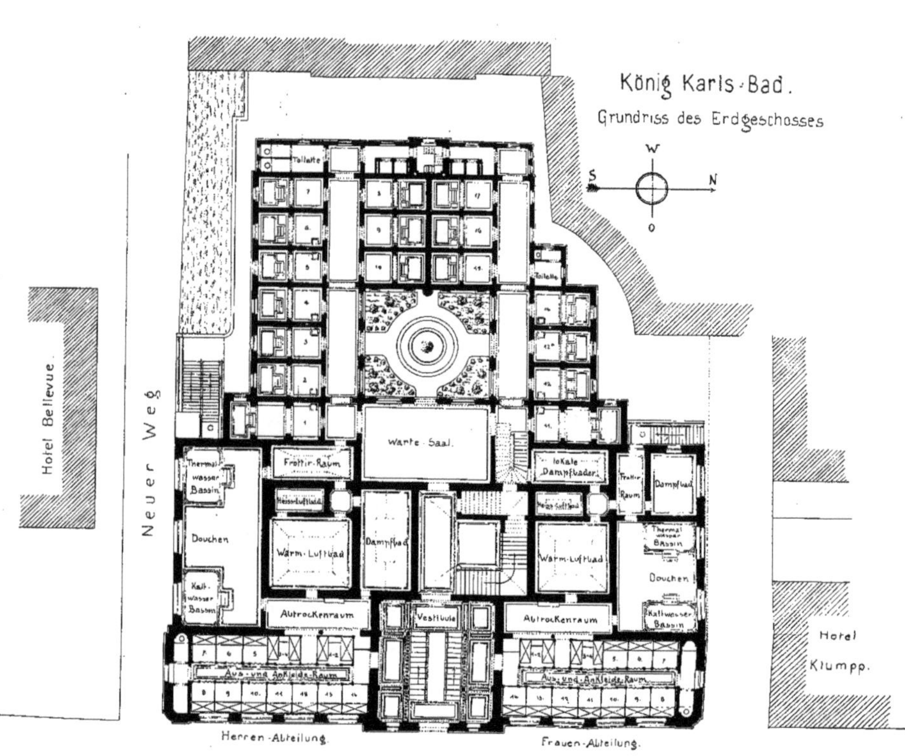

König Karls-Bad.
Grundriss des Erdgeschosses
W
S
N
O
Hotel Bellevue
Neuer Weg
Hotel Klumpp
Toilette
Toilette
Warte-Saal.
Thermal wasser Bassin
Douchen
Kalt wasser Bassin
Frottir-Raum
Heiss-Luftbad
Warm-Luftbad
Dampfbad
Autrockenraum
lokale Dampfbäder
Warm-Luftbad
Frottir Raum
Dampfbad
Thermal wasser Bassin
Douchen
Kaltwasser Bassin
Aus-und Ankleide-Raum
Vestibule
Aus-und Ankleide-Raum
Herren-Abteilung.
Frauen-Abteilung.
König-Karls-Strasse.

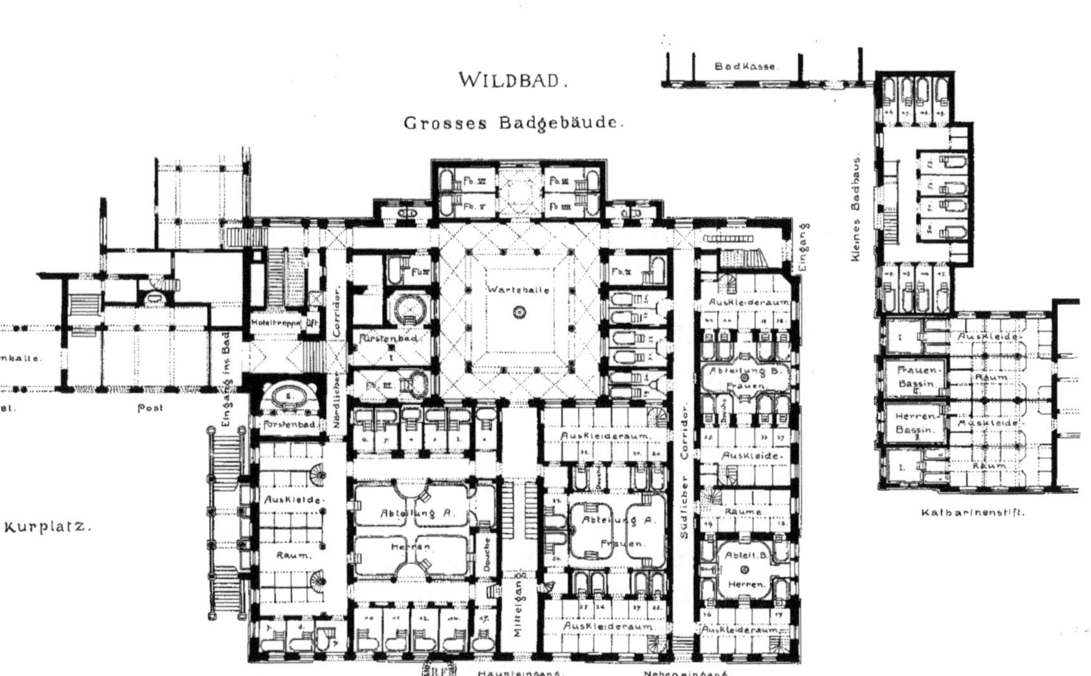

WILDBAD.
Grosses Badgebäude.
Badkasse.
Kleines Badhaus.
Katharinenstift.
Eingang
Ausklelde.
Frauen-Bassin.
Herren-Bassin.
Raum.
I.
Auskleide.
Raum.
Auskleide.
Raum.
Hoteltreppe
Eingang ins Bad
Nördlicher Corridor.
Fürstenbad.
Fb. III.
Fürstenbad.
Fb. I.
Fb. V
Fb. VI
Fb. VII
Fb. VIII
Fb. IX
Wartehalle.
Ausklelde.
Raum.
Abteilung A.
Herren.
Douche.
Mittelgang.
Auskleideraum.
Abteilung A.
Frauen.
Auskleideraum.
Südlicher Corridor.
Ausklelderaum.
Abteilung B.
Frauen.
Ausklelde.
Räume.
Ablell. B.
Herren.
Ausklelderaum.
Kurplatz.
Post.
Denkhalle.
Hotel.
Haupteingang.
Nebeneingang.
Hauptstrasse.
1 0 1 2 3 4 5 6 7 8 9 10   15   20 m.

moins de peine à se mouvoir peuvent, dès qu'ils s'y sont un peu habitués, trouver, dans des bassins remplis à cette hauteur, la position qui leur convient, sans que la poussée de l'eau thermale, assez sensible, vienne les gêner.

Les forages, surtout ceux qui sont très rapprochés les uns des autres, communiquent plus ou moins entre eux par des fissures existant dans la roche. Il est donc nécessaire, vu le procédé que nous employons pour remplir les piscines, que tous les bains soient remplis en même temps, servent en même temps aux baigneurs, puis soient vidés et récurés simultanément. Si on ne vidait qu'une partie des piscines et qu'on laissât l'eau dans les autres, toute l'eau des forages affluerait dans le sens de la pression la plus faible, c'est-à-dire dans les piscines vides et dans celles qui n'auraient pas été vidées ; étant donné que les sources n'ont qu'une faible pression qui leur soit propre, non seulement il n'arriverait plus d'eau fraîche, mais encore l'eau qui y est contenue s'écoulerait jusqu'à parfaite compensation entre les deux pressions.

Cette particularité de nos sources thermales a eu pour conséquence forcée l'adoption, au moins pour la plupart des divisions, d'heures fixes pour les bains, heures dont nous aurons à parler encore plus d'une fois. C'est ainsi que, par exemple, les bains sont ouverts au public de 7 à 8 heures du matin ; tous les baigneurs ont donc le loisir de prendre leur bain pendant cette heure-là. A 8 heures, il faut que tout le monde ait quitté l'établissement. Alors on ouvre les tubes d'écoulement qui ont plus ou moins la forme d'une urne, en les faisant tourner de B en B'. L'eau thermale continue à se répandre dans la piscine dont les parois sont lavées et nettoyées soigneusement, tandis que le sable qui recouvre le fond est lavé et fouetté, à tour de bras, à l'aide de balais. On ne peut renouveler le sable qu'à d'assez longs intervalles, car il faut beaucoup de temps pour l'amener à l'état de pureté voulue, de façon que toutes les parcelles les plus minimes de corps étrangers en soient éloignées, et que rien de ce

qu'il contient ne trouble plus l'eau des bassins. On n'arriverait jamais à obtenir l'état de pureté voulue, si l'on changeait
le sable au bout de quelques jours. D'ailleurs, cette méthode
de nettoyage qui est appliquée chaque fois par les garçons
et les baigneuses scrupuleusement contrôlés, a fait ses
preuves. On a soumis à plusieurs reprises l'eau à une
analyse bactériologique, et toujours elle a été trouvée absolument pure de tout microbe.

Une fois le récurage achevé, les tuyaux d'écoulement sont
redressés de B' en B et les piscines se remplissent de nouveau, lentement. Leur nombre étant actuellement très
grand, le temps dont on dispose encore serait trop court
pour qu'elles puissent se remplir suffisamment ; en outre,
tous les forages n'ont pas le même rendement, on a recours, pour que les piscines se remplissent plus vite, et en
outre pour rétablir l'équilibre entre le rendement des différents forages, aux sources très abondantes qui jaillissent
sur la rive gauche de l'Enz sous le *König-Karlsbad* et qui
sont amenées sur la rive droite par un conduit passant sous
l'Enz. Dès que les piscines sont remplies, on rouvre les
portes et les baigneurs peuvent entrer d'ordinaire 5 minutes
avant l'heure.

Dans certaines divisions, par exemple dans le petit établissement (*kleine Badhaus*), on est parvenu à isoler les
sources de telle façon qu'on peut y donner des bains à
toutes les heures de la journée. On le fait à partir du moment où les baigneurs sont très nombreux.

Disons en passant que la fixation d'heures déterminées a
ce grand avantage qu'aucun baigneur n'a besoin d'attendre,
que tous trouvent leur bain tout prêt à l'heure qu'ils ont
choisie et qui a été inscrite sur leur carte au moment où on
la leur délivrait à la caisse.

Il nous a semblé utile d'entrer dans ces détails, afin que
les baigneurs soient bien au fait des particularités de nos
thermes. La température n'est pas artificiellement obtenue,
comme ailleurs, en laissant par un robinet couler dans la

baignoire de l'eau chaude, qu'on mélange d'eau froide jusqu'à ce qu'on ait obtenu le degré de chaleur voulu. Tout au contraire, l'eau de chaque bassin ét de chaque baignoire a sa température constante, grâce à ce fait que le forage ou le branchement de forage y déverse une eau qui est toujours, sauf de minimes variations, à la même température. On connaît une fois pour toutes la température de l'eau dans chacune des divisions, dans chacun des cabinets, et le baigneur se fait inscrire pour l'une ou l'autre division, pour l'un où l'autre cabinet, selon que le médecin lui a prescrit des bains plus chauds ou moins chauds. Or, cela est de la plus haute importance, vu que pour les bains d'eau minérale une différence même minime de la température influe sur l'organisme à un plus haut degré que pour les bains chauds ordinaires.

LES BAINS DE LA RIVE GAUCHE DE L'ENZ.

Toute cette installation est récente et se trouve réunie dans le *König-Karlsbad*, bel édifice style Renaissance, situé à l'extrémité de la *König-Karlstrasse*, vis-à-vis du pavillon Nord de la *Trinkhalle*. L'édifice comprend deux parties élevées à dix ans d'intervalle l'une de l'autre.

La partie la moins récente, située à l'arrière, est de 1882, et contient, comme nous le verrons plus bas, des locaux où s'administrent les *bains* dits *refroidis*. En les installant nous avons singulièrement étendu notre organisation thermale, vu que, grâce à ces bains, nous pouvons administrer nos eaux avec toute l'efficacité voulue à ceux des malades et dans celles des formes pathologiques pour qui les sources naturelles de la rive droite constitueraient un traitement trop stimulant ou trop énervant à cause de leur température élevée et des autres éléments qu'elles contiennent.

La partie la plus récente de l'édifice, la façade, donnant sur la *König-Karlstrasse*, date de 1892. Elle contient, d'une part, des installations balnéaires, et, d'autre part, des salles de conversation et de lecture à l'usage des baigneurs.

L'édifice à l'érection duquel a surtout contribué mon prédécesseur, le D^r von Renz, frappe par sa décoration artistique, prodiguée tant à l'extérieur qu'à l'intérieur. Nous pénétrons par le portail central donnant sur la *König-Karl-strasse* dans le vestibule dont le mur du fond est orné des bustes du roi Charles et de la reine Olga, tandis que les parois latérales et le plafond sont recouverts de belles peintures décoratives, dont on a d'ailleurs orné presque toutes les parties de l'édifice.

A droite et à gauche du vestibule se trouvent les bains d'air chaud et de vapeur qui, divisés en bains pour hommes et pour femmes, occupent tout le rez-de-chaussée. (Voir le plan.) Si l'on pénètre dans la division des hommes (*Herrenabteilung*), à gauche, on arrive d'abord à la salle contenant les cabinets-vestiaires et de repos, au nombre de 14, garnis de chaises longues très pratiques. De là on passe dans les deux salles à air chaud gradué, puis dans la salle à vapeur avec les couchettes. De là on arrive à la salle de massage et de frictions, d'où enfin on pénètre dans la grande salle avec ses magnifiques bassins d'eau chaude et d'eau froide, avec les différentes douches d'eau chaude et froide (jusqu'à 13°5 c.). Le bassin d'eau chaude contient de l'eau thermale ayant une température d'à peu près 32°3 c., tandis que le bain froid est alimenté par une source d'eau ordinaire du plus beau cristal et dont la température est de 21° c. De là, en passant par la salle où les garçons essuient les baigneurs, nous retournons dans les cabinets-vestiaires et de repos.

A droite du vestibule est la division des femmes (*Frauenabteilung*) distribuée à peu près de même. Il est inutile de décrire en détail la décoration et l'installation balnéaire de ces salles. Disons simplement, en passant, qu'il y a également une salle où s'administrent des bains de vapeur locaux.

Du vestibule nous arriverons tout droit à l'escalier et à la partie la plus ancienne de l'édifice. Mais montons d'abord au premier : nous entrerons alors dans une salle surmontée d'une coupole. Elle est ornée de peintures murales et de plafonds peints qui ne le cèdent en rien à ceux du vestibule et de la cage de l'escalier. Elle forme une sorte de foyer donnant accès aux salles situées à droite et à gauche.

Du côté du Nord se trouve le *Gymnase médical* qui contient dans ses deux grandes salles à machines toutes celles du système Zander qui peuvent s'employer à Wildbad ; du côté du Sud sont les salles de lecture et de jeu, ainsi que le fumoir.

Un ascenseur monte du rez-de-chaussée à ce premier étage. Dans le sous-sol du nouvel édifice se trouvent les chaudières pour les bains de vapeur et d'air chaud. En outre, les sources thermales fort abondantes obtenues par les forages pratiqués sur la rive gauche y débouchent dans un grand réservoir. Comme nous l'avons vu plus haut, elles servent à remplir plus rapidement les bains vieux de la rive droite.

On accède à la partie la plus ancienne du *König-Karlsbad*, située en arrière de la plus récente, en passant par le vestibule. On arrive d'abord à une salle d'attente qui donne sur une petite cour ornée de plantes d'agrément et d'un jet d'eau. Des portes s'ouvrent sur les deux corridors latéraux sur lesquels donnent les cabinets de bain. Il y en a 10 à gauche, 7 à droite dont 2 cabinets dits *Nobel-Kabinen*. On n'a pas pu en établir 10 comme à gauche, vu que la place faisait défaut.

Ces cabinets sont élevés, bien aérés et bien ventilés. Un rideau permet d'établir la séparation entre le vestiaire et la cabine de bain. Le mobilier est pratique et riche ; il y a de beaux tapis et une pendule que le malade voit de sa baignoire. Ces baignoires, de forme rectangulaire, sont en marbre blanc et pourvues d'un système de douches à eau minérale et à eau froide.

L'eau thermale administrée dans ces bains provient des

sources du grand établissement de la rive droite. C'est celle qui s'échappe, la nuit, des forages et qui précédemment se déversait dans l'Enz sans avoir été utilisée. Actuellement, durant la nuit, elle est recueillie et élevée par des pompes jusque dans un réservoir situé derrière le *König-Karlsbad*, d'où le lendemain elle sort pour alimenter les bains d'eau thermale refroidie, dans les cabinets dont nous venons de parler. Dans son parcours, elle perd de 1,5 à 2° c. de sa chaleur naturelle et avec ses 33° c. elle constitue un bain d'eau minérale naturelle plus faible. Nous parlerons plus bas de la valeur thérapeutique et du mode d'emploi de ces bains refroidis.

Ces bains étant alimentés par un réservoir, comme on vient de le voir, on peut mettre à la disposition du public chacun des cabinets isolément, tout comme dans un établissement de bains chauds ordinaires et les baigneurs peuvent s'y succéder presque sans interruption, dès qu'il a été procédé aux travaux de propreté nécessaires. (Voir le règlement concernant ces bains.)

Dans le bâtiment du fond se trouve la blanchisserie à vapeur de l'administration des bains avec ses machines.

BUVETTES D'EAU MINÉRALE

Mentionnons pour finir les trois buvettes d'eau minérale, 1° le *Eberhards-Brunnen*, orné d'un bas-relief dont un baigneur reconnaissant, le sculpteur Hermann Heidel de Berlin, a fait don à l'établissement et qui représente la fuite du comte Eberhard lors du guet-apens de Wildbad. (Il se trouve sous le balcon du grand établissement, façade du Nord, donnant sur le *Kurplatz*). Des deux tuyaux se déversant dans le bassin Est, en granit, jaillit de l'eau thermale à 34° c. environ ; de ceux se déversant dans le bassin Ouest, de l'eau à 31°2 c. environ. Des tuyaux du centre s'échappe de l'eau de source ordinaire.

2° Le *Königs-Brunnen*, dans le pavillon Nord de la *Trink-*

halle donne de l'eau minérale à 34° c. environ, tandis que de la fontaine de marbre du pavillon Sud jaillit de l'eau de source ordinaire.

3° On trouvera une troisième *buvette* (*Trinkbrunnen*) dans le sous-sol du *König-Karlsbad*. On y accède par un escalier, à l'angle Sud du bâtiment. Température : 35°3 c. C'est dans ce local que se trouvent les appareils pour gargarismes, pour lesquels on a souvent recours à cette source.

Autres moyens thérapeutiques.

En énumérant les moyens thérapeutiques naturels de Wildbad, au nombre desquels nous n'hésitons pas à ranger les bains d'eau minérale refroidie en tant que bains d'eau minérale naturelle atténués, nous avons dû, pour des raisons d'ordre pratique, décrire aussi les installations qui constituent le groupe II des moyens thérapeutiques, les artificiels que dans notre aperçu préliminaire nous opposions au premier groupe, à savoir les *bains de vapeur*, les *bains d'air chaud* et le *Gymnase médical*.

Nous mentionnerons encore les *bains électriques* pour lesquels deux cabinets séparés ont été installés dans le rez-de-chaussée du *Katharinenstift*. Dans ce bain, le courant constant ou de Faraday se trouve en contact avec la peau et doit, sur la plus grande surface possible, excercer son action sur le système nerveux. On y emploie la plupart du temps de l'eau chaude ordinaire, vu que l'eau minérale est un trop bon conducteur et que le courant ne ferait que frôler la peau. Il va de soi que ces bains ne sont administrés que sur la prescription du médecin et sous sa surveillance, les cas où l'on peut s'attendre à une action curative demandant un examen scrupuleux.

Bains chauds ordinaires ; Bains froids de l'Enz.

L'administration des bains est dans l'impossibilité de fournir des bains chauds ordinaires, qu'on les prenne simplement comme bains de propreté ou bien qu'ils soient destinés à être transformés en bains salins, en bains d'eaux mères ou en bains d'aiguilles de pin, etc.

Par contre, au *König-Karlsbad*, on autorise, dans les bains isolés, les baigneurs à verser dans l'eau thermale des produits pharmaceutiques, à condition qu'ils ne s'en dégage aucune odeur désagréable et qu'ils ne tachent pas le linge, à condition encore qu'on en ait obtenu l'autorisation et qu'on les apporte soi-même.

Pour ce qui est des bains chauds ordinaires, la plupart des hôtels et un certain nombre de logements particuliers mettent à la disposition des baigneurs des cabinets de bain.

Les *bains froids de l'Enz* (petit établissement situé à l'extrémité des *Anlagen* près de la *Rosenau*) ne dépassent pas, même pendant les mois les plus chauds de l'année, la température de 15 à 18° c. Ils servent plutôt aux personnnes bien portantes, qui ont besoin de se rafraîchir, qu'aux malades. (Prix : 50 pf., linge compris).

Électrothérapie, Massage, Radiographie.

Dans un certain nombre de cas, un traitement électrique modéré peut favoriser l'action des bains thermaux ; aussi les médecins de Wildbad sont-ils tous pourvus des appareils électriques nécessaires. Pour le massage, il existe un personnel, hommes et femmes, diplômé.

Enfin il existe un service de radiographie.

Cures d'eaux minérales administrées en boisson.

On trouvera dans la pharmacie de la Cour, du D\u2072 Metzger, les eaux minérales et thermales le plus fréquemment employées, fraîchement embouteillées. On les débite surtout au *Trinkstand*, à la buvette établie dans le pavillon Nord de la *Trinkhalle*, qui est ouverte du matin au soir.

Cure de lait.

L'établissement, de construction toute récente, donne sur la rue Kerner, sur la rive droite de l'Enz. Il est relié par un pont aux *Anlagen*, situées sur l'autre rive. On y débite, le matin et l'après-midi, du lait de vache fraîchement trait et du lait refroidi. L'établissement est placé sous le contrôle du médecin des bains; les vaches sont vaccinées contre la tuberculose et sont examinées très fréquemment par un vétérinaire. On y trouve, en outre, du lait caillé, du lait de chèvre, du petit lait et du képhyr. Les prix sont affichés dans l'établissement.

Époque où il convient de faire la cure de Wildbad. — Le voyage. — L'habillement. — Le médecin. — Conseils généraux.

La saison proprement dite commence le 1er mai et dure jusqu'au 30 septembre. Pendant ces cinq mois, tous les établissements de bains et installations balnéaires fonctionnent, et c'est alors que se déroulent successivement toutes les phases de la saison. Ici, comme ailleurs, les baigneurs affluent le plus de fin juin aux premiers jours de septembre.

Au demeurant, on peut suivre le traitement à n'importe quelle époque de l'année. Pendant les mois d'hiver, une section seule, et très réduite, du grand établissement fonctionne pour les baigneurs; il en est d'autres qui ouvrent fin mars et ne ferment que fin octobre. Le climat n'est pas défavorable aux cures entreprises à ces moments-là; pendant l'automne particulièrement, le temps, dans la Forêt-Noire, est d'ordinaire beau et constant. Bien entendu, là comme ailleurs, il faut n'être pas malchanceux. Si on l'est, il peut vous arriver, en montagne, de grelotter en été par un temps pluvieux pendant des semaines.

La question de savoir pendant lequel des mois de l'été il

vaut le mieux prendre les eaux de Wildbad se transforme, pour la plupart des baigneurs, en cette autre : Quand pourrai-je le mieux m'absenter ? Quand le séjour sera-t-il le plus agréable ? Pour les malades qui auront passé l'hiver au lit et qui attendent d'une cure d'eaux le rétablissement définitif de leur santé, le moment de partir n'arrivera jamais assez tôt; ils partiront dès les premiers beaux jours. Peu leur importe que la station balnéaire soit encore bien tranquille, que la saison ne batte pas son plein, pourvu que leur organisme malade ressente la vertu curative des bains. D'autres, ceux surtout qui sont atteints d'une maladie chronique, choisiront le moment qui leur paraîtra le plus favorable et leur promettra le résultat le plus grand possible. Mais même ceux des baigneurs qui ne sont, à proprement parler, que des gens ayant besoin de repos, désirant se retremper un peu pendant l'été, ceux-là non plus, sauf de rares exceptions, ne pourront, à leur gré, choisir plutôt tel mois que tel autre. Les fonctionnaires, par exemple, et les professeurs ne pourront venir que pendant leurs vacances; le négociant, quand il lui est loisible de quitter son affaire. Ceux qui voudront prendre les eaux en toute tranquillité viendront peut-être de préférence en mai, en juin ou bien en septembre, en octobre. Ceux qui, au contraire, cherchent les distractions et les fréquentations mondaines, préféreront venir au moment où la saison est à son apogée. Après tout, qu'il vienne à telle ou telle époque, tout baigneur est libre, à Wildbad, de vivre absolument à sa guise et comme il l'entend. Il pourra participer aux amusements ou s'en abstenir, à son gré.

Pratiquement, on ne devra pas perdre de vue qu'au début de la saison on a un plus grand choix de beaux logements, bien exposés, dans les maisons particulières comme dans les hôtels. L'affluence des baigneurs, en outre, n'est pas telle que l'administration ne puisse déférer aux désirs des malades quant aux heures ou aux locaux balnéaires. C'est pourquoi les gens nerveux et facilement excitables viennent surtout à ce moment-là. Plus tard, conformément à la loi de l'offre et de la demande, les prix des logements sont un peu plus élevés, comme cela se voit partout, et en juillet et août on fera bien avant, de partir, de s'assurer d'un gîte convenable, soit dans une maison particulière, soit dans un hôtel.

L'administration royale des bains et l'administration municipale envoient gratuitement et franco le prospectus des bains, en y joignant un tableau des hôtels et des maisons particulières où il y a des chambres à louer avec indication des prix et un plan à l'aide duquel tout le monde est à même de s'orienter facilement sur la situation de toutes les maisons, sur la distance qui les sépare des établissements de bains, comme aussi sur les prix moyens des chambres et des repas. En outre, les deux administrations s'empressent de fournir les renseignements plus détaillés qu'on leur demande par écrit.

Pour ce qui est du voyage, on trouvera à la fin du livre les indications essentielles et le prix approximatif des billets.

Tous les baigneurs, en se rendant à Wildbad, feront bien de se munir d'effets chauds, surtout de vêtements de dessous en laine pour n'être pas exposés à se refroidir, étant trop peu couverts, au cas où la température s'abaisserait subitement. Il va de soi que l'usage des bains rend, à la longue, la peau très sensible, et, quoique les médecins prescrivent à leurs malades certaines précautions à prendre pour que la peau ne le devienne pas trop, les vêtements appropriés à la température n'en constitueront pas moins la meilleure protection contre les influences externes. Même au cœur de l'été, l'air se rafraîchit après le coucher du soleil, et quelquefois rapidement; mais même les malades les plus sensibles ne s'en ressentiront que s'ils négligent ces mesures de précaution élémentaires, tandis que nous devons à ce refroidissement le climat réconfortant dont nous jouissons pendant les mois les plus chauds de l'été.

Toutes les personnes qui viennent pour la première fois à Wildbad avec l'intention de suivre sérieusement le traitement ne devraient pas négliger, avant de commencer la cure, de consulter l'un ou l'autre médecin afin qu'il leur prescrive le mode d'emploi des eaux. Nos thermes, comme nous le verrons tout à l'heure, sont, dans leurs différentes combinaisons et gradations, indiqués pour un grand nombre de malades et de maladies variées, et pour toutes on obtient des résultats. Tout le monde comprendra, dès lors, combien il est essentiel que le médecin trouve le procédé de cure qui convient non seulement à la maladie, mais encore à la constitution et à l'individualité de chacun des baigneurs. La température, le nombre et la durée des bains, ce sont là des points nullement indifférents ; de plus, il faut qu'on sache si, à côté des bains d'eau minérale naturelle, le malade ne devra pas recourir à d'autres moyens thérapeutiques encore, ou s'il vaut mieux ne pas en user. Si donc le baigneur veut être certain que dès le début il suit un traitement rationnel et systématique, il ne dédaignera pas notre conseil et n'attendra pas que l'insuccès d'une cure entreprise à l'aveugle le force à consulter quand même, après avoir passé quelques semaines, qui auraient pu lui rendre la santé, en pure perte aux eaux. D'ordinaire, cette consultation, quelque tardive qu'elle soit, le remettra sur pied, mais quelquefois les malades s'attirent, en ne voyant pas le médecin dès le début, par l'usage mal entendu des thermes que le médecin leur aurait certainement déconseillé, des accidents fâcheux, voire fort graves, tels que : congestions, surexcitation des nerfs et du cœur, attaques d'apoplexie, etc.

C'est, en effet, un fait que l'on est à même d'observer en tout temps que la plupart des malades s'exagèrent leurs forces, leur force de résistance surtout, qu'ils n'apprécient pas à sa juste valeur l'action que la cure, régulièrement suivie, exerce sur l'organisme et qu'ils sont enclins à prendre trop de bains et, dans leur impatience, à essayer de tous les moyens thérapeutiques accessoires. Nous ne voulons pas dire qu'on ne pourrait pas s'attaquer énergiquement à des maladies qui suivent un cours lent et latent, mais, en règle générale, le traitement de Wildbad n'a rien de brutal, et l'effet de nos eaux doit être doucement stimulant ou calmant, suivant les cas. L'expérience démontre que les succès obtenus à Wildbad sont dus moins à l'emploi exagéré des bains d'eau thermale ou à leur combinaison avec d'autres moyens thérapeutiques qu'à un choix et une gradation exacts et sagaces.

Cure de bains thermaux.

Degré de chaleur, bain isolé, bain dans les grands bassins ; heure de durée du bain ; sensation qu'on y éprouve, effets qu'on en ressent ; repos après le bain ; douche thermale ; nombre de bains, interruptions ; phénomènes de réaction se produisant pendant la cure, leur importance ; durée de la cure ; précautions à prendre après la cure ; succès obtenus par l'emploi des eaux de Wildbad.

Quiconque se sentira fatigué ou énervé par le voyage fera bien de prendre un peu de repos avant de commencer la cure. De même on fera bien de s'assurer, si possible, d'un logement avant de la commencer.

Pour la température du bain, il ne suffit pas de tenir compte du but qu'il s'agit d'atteindre, il faut encore avoir égard à la constitution de chaque baigneur. Il en est de même de la durée du bain. En la fixant, le médecin pourra obtenir un équilibre entre le temps que le baigneur passera dans l'eau et l'action calmante ou stimulante dépendant du degré de chaleur de celle-ci. Nous l'avons vu plus haut, la température des différents bains isolés et piscines dépend de celle de la veine d'eau qui les alimente ; dès lors, le médecin devra désigner pour son malade celle des divisions dont la température se rapproche le plus de celle qu'il juge être la bonne. D'une manière générale, il est permis de dire qu'à Wildbad les températures élevées exercent une action excitante qui stimule les fonctions, tandis que les températures moins élevées exercent une action calmante et tonique. La forme la moins énergique sous laquelle on peut administrer nos eaux, c'est, nous l'avons dit, de prescrire les bains d'eau minérale refroidie du *König-Karlsbad*.

Faut-il prendre son bain dans un grand bassin ou dans un cabinet isolé? C'est plutôt une question d'argent et de goût individuel. Nous n'insisterons que sur un seul point, déjà élucidé d'ailleurs : on ne devra pas s'imaginer que le bain pris dans un grand bassin a une valeur thérapeutique moindre. Les deux formes de bains ont leurs avantages et leurs défauts ; au point de vue thérapeutique, elles se valent. Le médecin pourra donc, dans la plupart des cas, laisser le baigneur choisir en toute liberté. Mais si, par exemple, un malade se sent suffoquer, qu'il est oppressé dans le bain isolé, on lui conseillera le bain du grand bassin, vu que la salle est haute et bien aérée. Un malade facilement excitable, au contraire, se trouvera incommodé par l'animation qui règne dans les grandes piscines, et le bain pris dans un cabinet isolé, bien calme, lui sera plus profitable.

On fera bien, pour les bains, de fixer une température et surtout une durée telles qu'on n'ait pas à craindre pour le début une réaction trop marquée et qu'on puisse dans la suite essayer d'obtenir une action plus énergique si on la reconnaît utile. Il vaut donc mieux faire suivre à la cure un mouvement ascendant; on ne risque pas de brusquer le malade et de devoir, d'un jour à l'autre, lui administrer des bains moins actifs. On se contentera donc, à Wildbad, pour les premiers jours, d'un bain de 10 à 15 minutes; dans la suite, on pourra prolonger cette durée de façon à rester de 20 à 30 minutes dans l'eau. Mais qu'on n'aille pas au delà. Il y a des personnes qui, certainement, peuvent, sans être incommodées le moins du monde, rester jusqu'à trois quarts d'heure dans le bain, et qui même, à la longue, ne

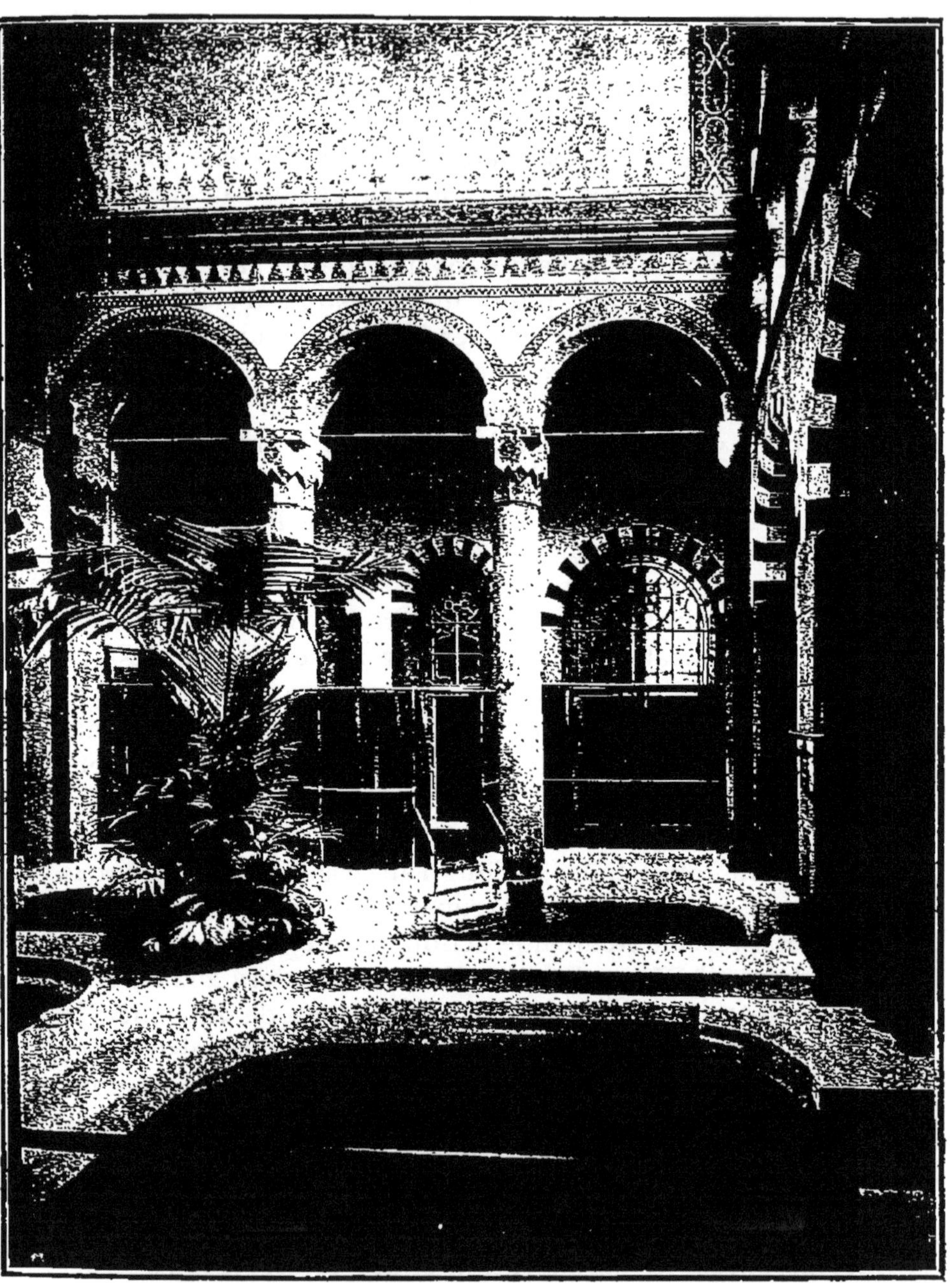

Piscine.

s'en ressentiront pas. Mais on se gardera bien de conclure de là que l'efficacité du bain est en raison directe de sa durée et qu'on doit y rester tant qu'on peut. Premièrement, un organisme malade ressent une action stimulante ou calmante qu'un organisme non atteint ne ressent pas; en second lieu, un système nerveux facilement excitable, en se trouvant déjà dans un certain état d'excitation, n'a besoin, pour que certains phénomènes de réaction s'équilibrent, que d'une action stimulante ou calmante relativement faible; enfin, l'effet produit par cette action dépend de l'intensité de la durée de celle-ci en ce sens que, si l'on va au delà d'une certaine limite, l'action cesse ou bien encore produit un effet contraire. On constatera souvent qu'un baigneur supporte très bien telle ou telle température et un séjour de 20 à 25 minutes dans l'eau et n'en ressent que l'action bienfaisante qu'il espérait, tandis que s'il prolonge régulièrement le bain de 5 à 15 minutes, ou qu'il passe dans une piscine où la température est plus élevée, il se produira des troubles et des actions accessoires qui ne disparaîtront que si le malade revient à son bain primitif.

Il va de soi qu'on ne prendra qu'un bain par jour. Il serait plus que naïf de croire qu'en en prenant deux on doublerait l'effet et réduirait de moitié le temps nécessité par la cure.

D'ordinaire, on choisira une des heures de la matinée. Mais les bains pris dans l'après-midi pourront être plus profitables dans certains cas. Quelle heure convient le mieux dans le courant de la matinée? Se baignera-t-on avant ou après le premier déjeuner? Autant de questions à résoudre pour chaque cas en particulier. Quiconque se sentira assez solide se baignera de grand matin et ne prendra son premier déjeuner qu'après le repos qu'il aura pris après le bain. D'autres malades ont besoin de se sustenter dès leur lever et pourront sans crainte aucune aller au bain une heure après avoir mangé. Il va de soi qu'on ne devra pas inutilement se fatiguer ni s'échauffer avant le bain; dès lors, on s'abstiendra de se livrer à des exercices physiques fatigants durant l'heure qui précède immédiatement le bain. Il faudra, de plus, partir à temps pour n'avoir pas à se presser en route ni en se déshabillant. Une fois déshabillé, on entrera dans le bain bien posément, puis on s'assiéra, enfin on s'étendra lentement, de façon que l'eau recouvre le corps jusqu'au menton et à la nuque (1). L'eau minérale exerçant sur le corps une forte poussée de bas en haut, certains malades, surtout ceux qui ne se meuvent qu'avec une certaine difficulté, ne parviennent pas à trouver tout de suite une position dans laquelle ils soient convenablement étendus ; mais au bout de quelques bains ils auront, grâce à l'habitude, trouvé les quelques mouvements nécessaires pour se sentir à l'aise dans l'eau. Ils s'étendront plus facilement s'ils peuvent appuyer l'extrémité des pieds à quelque corps solide ; à cet effet, ils peuvent demander qu'on mette dans la piscine de gros cailloux à leur usage. Certains malades gravement atteints devront, il est vrai, se faire soutenir par une autre personne pendant toute la durée du bain.

Les sensations que le bain produit dès l'abord sont de différente nature et dépendent surtout de la sensibilité et de l'excitabilité individuelles des baigneurs. Si le médecin a su vous indiquer le bain qui vous convient, on éprouvera un sentiment de chaleur agréable et de bien-être. Au début, certains éprouveront peut-être un peu d'oppression et de suffocation, causées par la vapeur d'eau qui remplit la salle ; mais, en général, cela ne dure pas. Si le sang se porte à la tête, il suffira d'ordinaire qu'on se fasse donner par le garçon ou la baigneuse une compresse d'eau froide qu'on se met sur la tête. Au bout de quelques in-

---

(1) D'ordinaire, on prend les bains d'eau minérale naturelle sous forme de bains complets afin d'offrir à l'action de l'eau sur l'organisme la plus grande surface possible du corps. D'une manière générale, les bains locaux ne constituent qu'un pis-aller, à moins qu'il ne s'agisse d'exposer plusieurs fois par jour à l'action localisée certaines parties du corps où se produisent des suppurations ou des ulcérations.

stants, le corps se couvre d'innombrables petites bulles qui, si on les enlève de la main sur telle ou telle partie du corps, se reforment instantanément.

Doit-on rester tout à fait tranquille dans son bain ou doit-on y agiter ses membres ? Cela dépend en première ligne du but qu'on poursuit. Si l'on veut éviter que le patient ne se surexcite ou ne se fatigue d'aucune façon et que le bain exerce sur lui une action calmante ou sédative, on lui prescrira de se tenir tranquille ; si le bain doit rendre souples des membres engourdis, on fera bien d'essayer de leur imprimer des mouvements systématiques jusqu'à ce que, sous l'influence de l'eau chaude, les ligaments et les tendons engourdis se soient détendus et aient repris un peu d'élasticité. De plus, le massage des chairs ou d'une articulation enflée, pendant le bain même, aura, dans ces conditions, d'heureux résultats. Beaucoup de baigneurs se frottent les parties du corps endolories avec le sable du bain, et, en effet, cette friction produit souvent une action stimulante sur la peau qui est des plus bienfaisantes.

Pendant le premier bain, il arrive souvent que le malade, pour une raison ou une autre, sente l'envie de sortir de l'eau avant que le temps fixé se soit écoulé : il se sent, par exemple, oppressé, angoissé, il a des battements de cœur, des vertiges, le sang se porte à la tête, ou bien encore l'eau lui semble trop chaude, l'air, saturé de vapeurs d'eau, lui cause des suffocations. Dans ce cas, on fera bien de céder à ce désir de quitter le bain au lieu de rester jusqu'au bout, en dépit du malaise qu'on ressent. Si on restait, il se produirait des accidents et des conséquences qu'on aurait évités en sortant du bain et qui, en outre, inquiètent bien inutilement le malade. La plupart du temps, en effet, ces phénomènes disparaissent dès le second ou le troisième bain, la constitution du malade s'adaptant peu à peu à l'action spécifique des eaux. S'ils ne disparaissent pas, c'est un indice certain qu'il n'est pas à même de supporter le mode balnéaire prescrit et qu'il faut le modifier.

Avant de sortir de la piscine, le baigneur sonnera le garçon qui, au moment où il sort, l'enveloppera d'un drap chauffé et l'essuiera. Il constatera alors ce fait singulier que d'elle-même sa peau sèche très vite ; on dirait que l'eau thermale se retire d'elle ; c'est là une particularité qui, sans doute, provient de ce fait que cette eau contient, dans une forte proportion, du carbonate de soude.

Comme lorsqu'il se déshabillait, le baigneur ne devra pas davantage se presser outre mesure pour se rhabiller afin de ne pas s'échauffer ni s'exciter ; puis il se rendra, sans s'arrêter en route, à son logement et se mettra immédiatement au lit, après s'être déshabillé, comme il le fait le soir en se couchant. Il est incommode, peu pratique, parfois même dangereux de s'étendre tout habillé sur le lit ou la chaise longue ; en tout cas, ce procédé serait préjudiciable à l'action ultérieure du bain. Si la température est fraîche, on fera bien de faire mettre une boule au lit. Les personnes qui se sentiraient vides et énervées prendront un léger déjeuner au lit.

Ce repos pris au lit après le bain, qu'au début de la cure certains baigneurs seront tentés de considérer comme superflu, est de la plus haute importance et la plupart de ceux qui, suivant une cure régulière à Wildbad, seraient assez insouciants pour en faire fi, auraient à s'en repentir. Selon moi, il constitue la seconde partie de la cure, au cours de laquelle s'opèrent et se terminent, dans la chaleur égale du lit et le repos de tout le corps, les actions stimulantes ou calmantes qui ont commencé dans le bain, sous l'influence de l'eau thermale, en s'étendant sur tout l'organisme. D'une manière générale, en effet, celles des fonctions à l'aide desquelles l'organisme se constitue et qui sont la base de l'assimilation s'accomplissent dans le corps humain, pendant le repos, avec le plus d'intensité et de liberté.

Quand nous voyons le malade, durant la convalescence, ressentir un besoin sans cesse croissant de repos, nous en concluons que la guérison s'achève ; de même, c'est pour nos baigneurs de Wildbad le repos après le bain qui sera le moment le plus propice où nos thermes déploieront de la façon la plus efficace leur vertu curative.

Généralement, un repos d'une heure suffira. Pendant ce temps, la peau qui, sous l'influence des bains, aura fonctionné plus activement que d'ordinaire, pourra rentrer dans son état normal et le malade, pendant cette heure critique, sera le mieux à l'abri des influences nuisibles du dehors. Dans certains cas spéciaux, on prescrira un repos plus long (1).

La plupart des malades éprouveront pendant le repos qui suit le bain un sentiment de bien-être ; une chaleur bienfaisante se répandra dans le corps tout entier, on sent le besoin de dormir et en même temps la transpiration commence sur toute la surface du corps. Quelquefois il faudra des sudorifiques pour activer davantage la transpiration, c'est au médecin à en ordonner l'emploi ; d'ordinaire on n'en prendra pas ; on se contentera de se rouler dans des couvertures légères. La question de savoir s'il faut éviter de s'endormir après le bain ne saurait pas non plus être tranchée *a priori*. Pour les malades débilités qui ne résistent que difficilement au besoin de sommeil et qui, après un petit somme, se sentent réconfortés et ragaillardis, on ne le leur interdira pas ; les sanguins, au contraire, qui sont enclins à se congestionner, feront mieux de ne pas dormir ;

---

(1) Les *Fürstenbäder* sont garnis de divans ; dès lors on pourra s'y reposer enveloppé dans des couvertures. Dans certains cas le médecin n'aura pas d'objection à élever contre ce procédé. Mais pour toutes les cures vraiment sérieuses, il le déconseillera, car ce repos pris dans le local même du bain, quelque commode qu'il paraisse, présente de graves inconvénients. D'abord, malgré la ventilation, on ne peut empêcher que l'air ne se sature de vapeurs d'eau, par suite des nombreuses sources thermales qui débouchent dans le bâtiment, et le transforment en une serre chaude. Chez lui, au contraire, le baigneur trouve sa chambre fraîchement aérée, car pendant qu'il était au bain il a pu y pénétrer par la fenêtre ouverte un air réconfortant. En outre, on ne peut, dans l'établissement, laisser le baigneur disposer de son cabinet de bain que pendant un temps restreint ; il est obligé souvent d'interrompre son repos et de s'en aller juste au moment où l'action du bain est à son apogée, où par conséquent l'organisme est le plus sensible aux influences nuisibles du dehors. Tandis que, si l'on rentre chez soi, directement et immédiatement après le bain, en prenant les précautions nécessaires, on ne s'exposera à aucun de ces inconvénients.

très souvent ils se réveilleraient la tête lourde ou ressenti-
raient d'autres malaises.

Pour chaque malade en particulier, c'est sa constitution
et son impressionnabilité qui jouent le plus grand rôle et dé-
terminent le degré de force avec lequel se produit telle ou
telle action générale ou locale sur son organisme. Nous reviendrons là-dessus. Pour l'instant, nous ferons simplement
remarquer que la transpiration, chez beaucoup de malades,
spécialement chez les rhumatisants et les goutteux, est très
considérable pendant le repos qui suit le bain. Dès lors,
pour ce motif-là, on fera bien de la laisser se produire d'un
bout à l'autre, dans la chaleur égale du lit, puis de changer
de linge. Quiconque se couchera sur le lit, en revenant du
bain, sans se déshabiller, puis circulera tout le jour dans
ce linge de corps imprégné de sueur, ne devra pas s'étonner
si cette façon de procéder a pour lui des conséquences fâcheuses. C'est précisément parce que les bains chauds
rendent tout naturellement la peau de plus en plus sensible
contre les influences du dehors, que nos malades devraient
se conformer à ces recommandations dont l'utilité est confirmée par de nombreuses expériences recueillies au cours
d'une longue pratique.

L'homme bien portant qui prend un bain chaud ordinaire
fait bien, au moment où il en sort, de se faire doucher à
l'eau froide afin de produire une réaction sur la peau,
pour que les pores détendus se contractent de nouveau.
Dans les plupart des cas, ce procédé serait préjudiciable aux
baigneurs de Wildbad, car nos eaux doivent leur vertu curative précisément à la réaction qu'elles provoquent dans le
corps, à l'action stimulante qu'elles exercent sur les nerfs
de la peau, à l'afflux du sang vers certaines parties du corps,
et ces effets du bain nous cherchons à les prolonger à l'aide
du repos dans la chaleur égale du lit et non à les interrompre ou à les modifier brusquement par l'administration
d'une douche au sortir du bain. C'est par là que les bains
d'eau minérale naturelle se distinguent du traitement

hydrothérapique ordinaire qui veut agir par contrastes.

Aussi ces bains d'eau minérale naturelle sont-ils dépourvus de douches froides, et n'ont-ils que des douches d'eau thermale. Leur température ne diffère qu'insensiblement de celle du bain, vu qu'elles doivent agir, non pas par une différence brusque de température entre le bain et la douche, mais par l'action stimulante mécanique de la colonne d'eau qui, en frappant le corps, doit produire un effet diffusif calmant. Dans certains cas, ces douches thermales produisent un excellent effet, mais on ne devrait jamais se les administrer sans que le médecin vous les ait prescrites. Pour les cas ordinaires, elles ne font pas partie du traitement curatif de Wildbad et dans l'intérêt des malades nous leur conseillons de ne pas se les administrer de leur propre initiative, vu que souvent leur emploi peut entraver l'effet de la cure et même avoir des conséquences fâcheuses.

Quand il s'agira de réagir contre l'effet amollissant des bains chauds successifs ou de retremper l'organisme tout en le soumettant à l'eau thermale, on fera bien, aussitôt après le repos qui suit le bain et pour compléter en quelque sorte le traitement, de provoquer une action stimulante appropriée à cet effet, par exemple en se lavant vivement tout le corps avec de l'eau ordinaire ayant séjourné dans la chambre. Le médecin indiquera facilement le procédé qui convient à la constitution de chacun et la mesure dans laquelle on devra l'appliquer.

Il nous reste à parler du nombre de bains, des interruptions qu'il convient de prescrire pour que la cure soit vraiment efficace ; en outre, nous indiquerons la conduite à tenir, les principes qu'il faudra suivre, ainsi que les effets et les phénomènes que nous observons, au point de vue subjectif et objectif, chez le malade pendant la cure.

Les interruptions à faire dans la série des bains dépendront avant tout des forces du malade, du genre de son mal et surtout de l'action que les eaux de Wildbad produiront sur son organisme. Un homme solidement constitué supportera plus facilement une série un peu longue de bains avant qu'il faille l'interrompre pendant un jour ; pour un malade débilité ou un convalescent, ainsi que pour certaines formes de maladie, l'expérience a démontré qu'on fera bien, au début, de lui prescrire d'interrompre après un, deux ou trois bains. Car à chaque bain l'organisme subit l'action stimulante des eaux s'exerçant, comme nous l'avons vu plus haut, sur le système nerveux, le fonctionnement du cœur, la circulation du sang, le régime alimentaire et la calorification du corps, etc., et à chaque nouveau bain cette action vient s'ajouter aux précédentes.

Aussi observons-nous pendant la cure, chez tous les malades presque sans exception, une augmentation graduée des effets qu'elle produit et pour nos prescriptions nous sommes obligés d'en tenir compte.

Bien des baigneurs sont tout étonnés de ne constater qu'après une série de bains que ceux-ci ne sont pas aussi inoffensifs qu'ils semblaient l'être au début et il se produira peut-être, si le baigneur en use d'une façon irrationnelle ou exagérée, après coup, une réaction ou une aggravation du mal qui le déprimeront. Tous les cas si nombreux de surexcitation nerveuse, de spasmes du cœur, de congestions, de coups de sang pour lesquels alors on appelle en toute hâte le médecin, sont causés, à peu d'exceptions près, par cet abus des bains.

Certes il y a des personnes qui peuvent prendre le nombre de bains prescrit sans interruption aucune et sans qu'il se manifeste des phénomènes permettant de conclure à une surexcitation de l'organisme ; mais on ne saurait s'autoriser de ce fait pour en tirer une règle générale, surtout lorsqu'il s'agit de cures sérieuses. Bien rares aussi sont les cas où, dès le premier bain, on constate une amélioration qui, pendant toute la cure, suit une progression constante. La plupart du temps, après les cinq, six ou sept premiers bains, d'ordinaire à la fin de la première semaine, et grâce à l'action successive des bains qui, comme nous le voyions plus haut, se totalise, nous constaterons qu'il se produit des phénomènes caractéristiques de réaction dans l'organisme, se manifestant d'ordinaire par une augmentation de la souffrance subjective du malade ; fréquemment aussi on obseyera, objectivement, une accélération aiguë dans la marche de la maladie, générale ou locale.

Ces phénomènes de réaction dont la forme et l'acuité sont multiples et dépendent surtout de la nature du mal et de la sensibilité plus ou moins grande de l'individu qui en est atteint, se produisent chez tous les malades sans exception. Cette période critique ne dure que peu de jours, mais par suite d'accès réitérés elle peut s'étendre même au delà de la première semaine. Le malade souffre davantage, il en éprouvera peut-être même un désillusion passagère. Le médecin, au contraire, verra dans ces phénomènes, du moment qu'ils ne dépassent pas une certaine limite, l'indice que la cure va produire son effet.

C'est que les maux que la plupart des baigneurs veulent guérir en venant prendre les eaux à Wildbad ne sont plus à l'état aigu ; la plupart du temps, il s'agira plutôt des conséquences ou de traces subsistantes d'anciennes maladies, d'inflammation, de lésions ou, d'une façon générale, de maladies ayant un caractère chronique et provenant de troubles du système nerveux, du cœur, de la formation et de la circulation du sang, et de l'assimilation. Le traitement efficace de ces affections est l'une des tâches essentielles de la médecine et la difficulté qu'éprouve le médecin vis-à-vis d'elle réside, comme on sait, dans la résistance qu'elles offrent à l'action thérapeutique par suite de leur nature torpide ou latente.

Or, c'est précisément dans ces cas que les eaux de Wildbad déploient toute leur vertu curative en produisant dans l'organisme une réaction orientée vers le point où nous avons à chercher la cause et le siège du mal. Chacun des bains donne une nouvelle impulsion à cette réaction dans l'organisme, en même temps elle l'augmente et finalement la rend intense au point que le malade lui-même la constatera et qu'elle se manifestera chez lui sous la forme des effets caractéristiques du bain que nous avons décrits plus haut. En eux se manifestera également la marche de l'action curative que les eaux de Wildbad produisent dans l'organisme. C'est précisément pour ce motif qu'il est essentiel pour chacun des malades que ces phénomènes soient scrupuleusement observés et réglés. Nous voilà revenus à leur valeur pratique dont nous avons cherché à donner une notion précise au public qui a recours à nos eaux.

Pour certains malades, nous l'avons déjà dit, leur état peut être tel que, dès l'abord, on devra leur interdire de prendre tous les jours leur bain. Chez d'autres, ce seront les effets produits par les premiers bains qui contraindront le médecin et le malade à être circonspects. Le plus simple dans ce cas est que le malade, de son plein gré, interrompe la série de temps en temps. Le médecin lui indiquera le nombre des bains après lesquels viendra se placer cette interruption d'un jour. Cela vaudra bien mieux que de s'obstiner à continuer les bains en dépit des prodromes, jusqu'à ce qu'on soit obligé d'interrompre par suite de l'état dans lequel on s'est mis et qui, s'il n'a pas de conséquences plus graves, aura au moins l'inconvénient de vous forcer à interrompre la cure pendant un temps plus ou moins long. Je ne me serais pas étendu sur ce chapitre, — car du moment que le malade suit les prescriptions de son médecin, il n'est guère possible que ces incidents se produisent, — mais nous voyons journellement des baigneurs, même sérieusement atteints, qui, s'exagérant leur force de résistance et ignorant l'effet produit par les bains, négligent de consulter à temps un médecin. Le principe d'après lequel « les grandes quantités produisent les grands effets », est, du moins pour nos thermes, absolument faux et, en l'appliquant, bien des baigneurs s'attirent des souffrances et une surexcitation inutiles, sans que pour cela ils obtiennent un résultat final plus satisfaisant.

La durée de la cure sera de quatre à six semaines. Elle sera déterminée avant tout par la nature du mal qui amènera le baigneur à Wildbad, malheureusement aussi par le temps libre dont sa situation de fortune ou sa position lui permettent de disposer. Le nombre des bains ne devra pas être inférieur à vingt-quatre en moyenne. Il va de soi que l'on pourra en prendre un peu moins ou un peu plus.

Il n'est pas possible de procéder à cet égard d'après des principes absolus. Pour chacun des malades il faut des prescriptions spéciales déterminées par son individualité et sa situation. Ce qui conviendra à l'un ne conviendra pas pour cela aux autres. Les malades faciliteront beaucoup la tâche du médecin de Wildbad en lui remettant, au moins pour les cas graves, une note succcinte de leur médecin ordinaire, note relatant les observations spéciales qui auront été faites au cours de la maladie ou concernant la constitution spéciale du malade. Quant aux prescriptions se rapportant à la cure, c'est aux médecins des eaux à les fournir, vu qu'ils connaisent mieux les moyens thérapeutiques dont ils disposent et que l'expérience qu'ils ont acquise les met à même de bien les choisir, de les graduer convenablement et de les adapter à l'individualité du malade.

Une fois la cure achevée, il sera peut-être utile de la faire suivre d'une période de repos (*Nachkur*). Beaucoup de baigneurs, en effet, se ressentent de la cure et ont besoin de se reposer une semaine ou deux avant de rentrer chez eux et de reprendre leurs occupations. C'est encore le médecin qui, pour chaque cas, en particulier, sera le plus à même de bien les conseiller. Quiconque est pressé ne devrait au moins pas partir le jour même où il a pris le dernier bain ; il fera bien de rester encore deux ou trois jours afin de se reposer et de laisser les effets du bain se tasser quelque peu. Il en est beaucoup qui, par leur impatience et leur imprévoyance, ont perdu de la sorte tout le profit de leur cure.

La plupart des baigneurs, lorsqu'ils sont arrivés à la fin

de leur cure, en ressentent les effets bienfaisants, mais ces effets n'ont pas atteint leur terme avec le dernier bain, tout au contraire ils se continuent pendant les semaines, voire les mois qui suivent, en rendant à l'organisme sa vita-lité et son énergie. On voit beaucoup de baigneurs partir de Wildbad d'un pas délibéré qui y sont arrivés marchant à l'aide de béquilles ou poussés dans un fauteuil à roulettes; d'autres ont perdu jusqu'à la mémoire des souffrances et des infirmités qui, avant la cure, les paralysaient et leur rendaient l'existence insupportable. D'autres, malheureusement, n'ont pas trouvé la guérison entière et complète, mais ils seront reconnaissants de ce que leurs souffrances, qu'ils désespéraient de soulager, aient diminué considérablement, et de ce qu'ils puissent espérer avoir trouvé enfin le moyen qui leur rendra la santé.

Quoi qu'il en soit, tous ceux qui, las et épuisés par les luttes de la vie ou bien encore malades et débiles, auront retrouvé à Wildbad la joie de vivre et la santé, s'en iront reconnaissants et garderont un bon souvenir de nos thermes; beaucoup d'entre eux reviendront sur les bords de l'Enz, soit pour parcourir ses forêts, loin du bruit des villes, soit pour se rajeunir de nouveau, corps et âme, aux sources vives de la nature.

L'administration de l'eau thermale en boisson.

La cure d'eau thermale de Wildbad administrée en bois-son qui jadis jouait un rôle beaucoup plus considérable que de notre temps a pour conséquence de stimuler très visiblement l'action des reins; combinée avec les bains, elle favorise l'élimination de l'acide urique et constitue un agent énergique d'élimination pour les dépôts graveleux qui se sont formés dans les voies urinaires. On combinera donc la cure d'eau administrée en boisson avec celle administrée en bains dans ceux des cas où il s'agira d'augmenter l'action des reins ou, comme c'est le cas pour la diathèse urique, d'expulser l'excédent d'acide urique ou bien de débarrasser l'organisme des substances métalliques causant des empoisonnements. Le plus pratique alors est d'absorber de 250 à 300 grammes d'eau thermale, ou plus s'il le faut, peu avant le bain et immédiatement après, afin d'en faire concorder l'absorption avec l'action produite par le bain sur la circulation du sang et l'assimilation. De la sorte, l'eau thermale se digérera plus facilement et l'effet produit par elles se combinera utilement avec celui du bain et réciproquement.

On obtient également de brillants résultats en administrant l'eau de Wildbad en boisson pour le traitement des catarrhes chroniques de la muqueuse du larynx, des bronches, de l'estomac et du canal intestinal, à cause de son effet calmant qui agit comme dissolvant vis-à-vis des mucosités.

Mais pour cette cure il est nécessaire encore plus que pour les bains qu'on la suive en se conformant à des prescriptions médicales très précises qui, sous le rapport de la quantité à absorber, du moment de l'absorption et du régime à suivre, seront différents pour chacun des malades. Ce qu'il faut condamner absolument, c'est cette manie qu'ont certains baigneurs inconsidérés de s'ingurgiter à toutes les heures du jour des quantités ridicules d'eau thermale. Ils se disent que cette eau si bonne à boire ne pourra leur faire de mal; mais d'ordinaire il se produira des troubles dans l'économie, dans la digestion, etc., qui ne sauraient être que préjudiciables à la cure.

Les autres moyens thérapeutiques de Wildbad.

Bains d'air chaud, bains de vapeur, massage, gymnastique, etc. Leur rôle vis-à-vis des moyens thérapeutiques naturels, c'est-à-dire vis-à-vis de la cure d'eau thermale.

Dans les chapitres qui précèdent, nous avons traité des caractères spéciaux des moyens thérapeutiques naturels de Wildbad; nous avons, de plus, cherché à établir les points de vue essentiels auxquels il faut se placer lorsqu'il s'agit d'y avoir recours.

Dès lors le but principal qu'a cette monographie se trouve à proprement parler atteint. Il ne nous reste plus qu'à ajouter quelques mots sur les autres installations balnéaires mises à la disposition du public par notre station thermale, sur les méthodes de traitement, sur la nature de ces moyens et surtout sur la manière dont on peut les combiner avec la cure thermale.

Il est à peine nécessaire d'insister encore une fois sur ce point que, pour les malades qui viennent à Wildbad, ce sont les moyens thérapeutiques naturels qui constituent l'attraction capitale et que c'est à la vertu curative dès longtemps éprouvée de nos thermes que nous devons nos plus éclatants succès. Ce seront donc eux à qui l'on aura recours en première ligne pour le traitement des baigneurs. D'autres méthodes de traitement ne sauraient remplacer leur action spécifique sur l'organisme malade.

C'est ainsi que, en particulier, les bains d'air chaud et de vapeur ne pourront constituer un équivalent des bains d'eau minérale naturelle, quoique ce soit eux qui s'en rapprochent le plus. Depuis que le *König-Karlsbad* est construit, Wildbad possède à cet égard une installation hors ligne. Le caractère des bains d'air chaud et de vapeur réside en ceci qu'ils amènent de la chaleur au corps d'une façon très énergique, qu'ils développent l'activité cardiaque et provoquent une violente transpiration. Les bains d'air chaud obtiennent ce résultat en ménageant davantage le malade que les bains de vapeur, vu que dans les premiers la température du corps subit une élévation moindre, grâce à une vaporisation continue de l'eau, s'opérant librement, tandis que les bains de vapeur, où l'air est sursaturé de vapeur d'eau, s'opposent davantage à ce que l'eau s'évapore dans les salles et échauffent davantage le sang. Dans le bain d'air chaud on supporte très bien des températures de 60° c., tandis que, dans le bain de vapeur, une température de 40 à 45° c. provoque bien vite dans l'organisme une réaction fébrile.

Ce sont là, cela saute aux yeux, des procédés violents qui contrastent absolument avec l'action douce, constante et uniforme de nos bains d'eau minérale naturelle et qui ne peuvent être employés que si les malades possèdent un organisme résistant, un cœur sain et un appareil circulatoire en bon état. Aussi ces bains sont-ils, pour des natures robustes et saines, un moyen excellent pour activer l'assimilation, et combinés avec le massage et les douches froides elle constituent, sous forme de bains russes (bains romains-irlandais), un procédé auquel beaucoup de gens ont recours pour se retremper et augmenter leur force de résistance. Dans des cas de rhumatisme et de goutte torpides, de névralgies tenaces, on pourra, si la constitution est bonne, intercaler de temps en temps un de ces bains entre les bains thermaux. Mais on ne devra le faire qu'après avoir consulté son médecin. D'ailleurs, tous ceux qui n'en prennent pas habituellement devront le consulter, ne serait-ce que pour s'orienter sur leur emploi. Je n'en dirai pas davantage, ces quelques indications suffiront aux baigneurs.

Par contre, je rappellerai que le *König-Karlsbad* dans ses nouvelles installations leur permet de combiner les bains d'eau minérale refroidie avec un traitement anodin à l'eau froide. Dans certains cas de neurasthénie, cette combinaison s'est révélée comme un moyen thérapeutique hors ligne et de plus elle peut servir à retremper des malades dont la constitution est débile. Ces malades pourront, en outre, se laver à l'eau froide et se doucher à domicile.

Pour ce qui est des bains chauds ordinaires, des bains froids ou des bains médicinaux (1), comme aussi pour ce qui

---

(1) On n'en prend guère, ceux qui sont le plus demandés sont des bains aux sels de Stassfurt ou à l'eau mère. D'ailleurs, quiconque voudrait faire une cure d'eau saline fera mieux de se rendre à l'une ou l'autre des stations balnéaires dont c'est la spécialité. Il s'égare quelquefois des malades ici, pour qui, de prime abord, notre traitement ne vaut rien et sur l'état desquels l'expérience prouve que la cure de Wildbad exerce une influence défavorable, voire aggra-

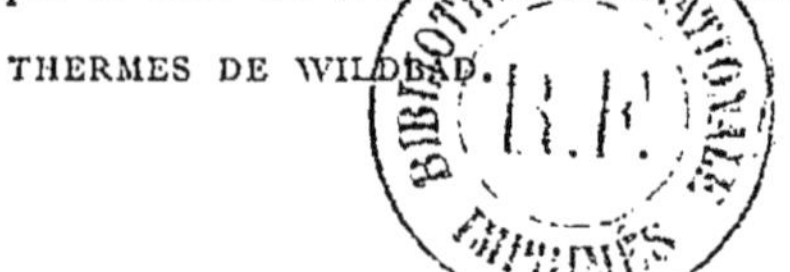

touche aux bains électriques et à l'électrothérapie en général, je renvoie le lecteur aux pages 75 et 76.

Pendant la cure de bains thermaux, on évitera plutôt d'en faire une seconde, sérieuse, d'eau minérale prise en boisson. S'il faut la faire, il vaudra mieux, avant d'aller à Wildbad ou après en être revenu, la faire chez soi ou mieux encore à la source d'origine où l'eau directement puisée à la source se boira le mieux et produira l'effet le meilleur. Au demeurant, on trouvera à Wildbad, pour de petites cures anodines, les eaux minérales les plus variées chez le pharmacien ou à la buvette et bien des baigneurs en prennent. Pour ce qui est de la cure d'eau minérale de Wildbad même, voir page 94.

Actuellement, le massage et les exercices du gymnase médical jouent un rôle capital dans le traitement des maladies. On les emploie beaucoup, surtout parce que, en thérapeutique aussi, la mode joue un grand rôle ; mais au moins cette vogue leur a valu de grands perfectionnements. Les appareils de gymnastique médicale notamment sont construits d'une manière rationnelle et scientifique grâce au D\u1d63 Zander, de Stockholm, dont les gymnases médicaux ou gymnases Zander se trouvent, partout, à Wildbad également. Le massage et les exercices de gymnastique médicale exercent sur l'organisme une action similaire sous beaucoup de rapports.

Je ne dirai que peu de mots du massage, vu que le grand public lui-même actuellement est au courant et connaît les manipulations essentielles. Pour en comprendre l'action, il suffit de savoir que le massage consiste à presser, à frotter, à pétrir et à battre certaines parties musculaires, certaines articulations ou des parties entières du corps, cette action étant réglée par le toucher très sensible du masseur. L'action est directe ou indirecte ; directe quand nous cherchons par

vante. Selon moi, le médecin fera bien de déclarer à ses malades qu'ils font fausse route et de les envoyer à l'une ou à l'autre des stations balnéaires qui conviennent à leur état plutôt que de les exposer aux conséquences fâcheuses d'une cure manquée.

ces différentes manipulations mécaniques à mollifier et à résoudre certaines enflures, certaines exsudations ou conglutinations locales des muscles, des os ou des articulations ou que, par des essais de motion passive et par l'action de pétrir nous voulons faire fonctionner de nouveau des articulations engourdies ou des muscles atrophiés. L'action est indirecte quand, par le massage de tout le corps, nous essayons d'activer la circulation du sang et de la lymphe pour permettre au cœur de fonctionner plus à l'aise, ou que nous essayons de rendre plus énergique l'assimilation et de résoudre certains effets produits sur les nerfs périphériques et peut-être aussi sur le système nerveux central. Avec les exercices du gymnase médical nous cherchons à obtenir les mêmes effets en fortifiant les muscles et les articulations et en cherchant à l'aide de ces mouvements gymnastiques à exercer une action indirecte sur le fonctionnement du cœur, l'assimilation ou le système nerveux.

Les appareils inventés et intelligemment construits par le D\u1d63 Zander sont basés sur la connaissance exacte de la structure anatomique et physiologique et s'y adaptent exactement. Ils permettent de soumettre à des exercices systématiques certains groupes de muscles, certaines articulations, ou bien encore des membres tout entiers, ou le tronc, exercices qui peuvent se grouper de différentes manières en une gymnastique générale du corps humain. Un des avantages essentiels de cette gymnastique mécanique est qu'on peut n'employer que ceux des exercices que le médecin juge appropriés au cas spécial, que dès lors ces exercices, grâce à l'ingénieuse construction des appareils, sont forcément bien exécutés et surtout qu'on peut exactement doser la somme de travail et le déploiement de force à fournir par le malade, pour les graduer rationnellement, et les augmenter peu à peu au cours du traitement. Il va de soi que ce traitement ne devra être appliqué que sous la direction et le contrôle du médecin.

Il y a deux sortes d'appareils, d'abord ceux que le malade

doit mettre en mouvement lui-même en faisant jouer ses muscles ; ce sont les appareils de gymnastique mécanique active. Grâce à un contrepoids qui forcément se soulève par le travail du malade et qui peut se déplacer sur un arbre de couche, on peut exactement mesurer, délimiter et rationnellement augmenter le travail à fournir.

A côté de cette première catégorie d'appareils, nous en voyons figurer une seconde, ceux de la gymnastique passive qui fait automatiquement exécuter au patient des mouvements destinés à faire fonctionner les muscles et les articulations, les bras et les jambes, le torse, les pieds, et imprime au corps des oscillations, etc. D'autres appareils mus par un moteur permettent de produire une action mécanique comme la friction, le foulage, le martelage, l'ébranlement qu'on peut faire subir aux extrémités comme au tronc lui-même, sans que le malade intervienne.

De la sorte nous rentrons dans le domaine du massage. Quoique ces manipulations ne constituent qu'un équivalent très imparfait de la main habile du masseur, on s'en sert quand même avec succès dans beaucoup de cas, pour obtenir une action à peu près égale à celle du massage. La gymnastique médicale suédoise a su par son action multiple sur l'organisme se conquérir un champ très vaste dans la thérapeutique et pour Wildbad aussi le gymnase médical du *König-Karlsbad* constitue-t-il un progrès sensible. (Voir les règlements spéciaux à l'Appendice.)

Le cadre de cette brochure m'interdit de traiter de l'application pratique de ces exercices. Le médecin aura soin de ne les recommander qu'à ceux de ses malades que son expérience et ses observations lui permettent de juger aptes à les subir.

Comme cure accessoire, à côté de la cure thermale, les exercices du gymnase médical, d'une façon générale, ne seront indiqués que si le malade possède la force de résistance et l'endurance voulues pour supporter l'un et l'autre traitement. Au cas contraire, la cure accessoire lui sera plus nuisible qu'utile et il nous arrivera même de devoir constater que par elle l'effet de la cure principale a été contrarié et diminué, laquelle pourtant constitue le traitement essentiel pour la plupart des malades qui viennent à Wildbad. Je ne citerai qu'un exemple, le rachitisme : les rachitiques pour lesquels nous obtenons à Wildbad de très heureux résultats en leur administrant le traitement thermal modéré et en les ménageant en même temps, ne supportent d'ordinaire pas que cette cure se combine avec le traitement gymnastique tout de mouvement et d'exercices ; parfois même il leur est franchement préjudiciable, tandis que, employé seul, il constitue une méthode à l'aide de laquelle on obtient également des résultats pour certaines formes du rachitisme. On pourrait citer bien d'autres exemples encore, mais nous nous en tiendrons à celui-là ; à lui seul il montrera aux baigneurs toute l'importance de l'avis que nous leur donnons.

Tout ce qui vient d'être dit des exercices gymnastiques s'applique aussi aux cures un peu violentes de massage et à celles qu'on appelle cures de mouvemement ou cures Œrtel. Ces traitements peuvent s'appliquer ici aussi ; les installations spéciales existent, mais qu'on ne le fasse qu'après avis du médecin et sous son contrôle.

Insistons encore sur ce point que le séjour au grand air et la promenade indispensable à tous constituent un moyen thérapeutique pour les malades proprement dits et feront le plus grand bien à ceux qui ne le sont pas. Une fois le bain pris, l'eau bue, tous devraient partir afin de respirer l'air si riche en ozone, grâce aux vastes forêts des alentours ou pour parcourir nos sombres sapinières qui, sur des parcours de plusieurs heures, offrent aux promeneurs des chemins praticables et secs dès que la pluie a cessé de tomber et un air frais même pendant les plus chaudes journées d'été.

Maladies au traitement desquelles les moyens curatifs de Wildbad et en particulier les bains thermaux sont le mieux appropriés.

Il nous reste à donner un résumé des phénomènes et états morbides divers vis-à-vis desquels les eaux de Wildbad ont montré de tout temps une grande vertu curative. Ce cercle très étendu s'est accru encore depuis vingt ans par l'adjonction de nouvelles installations balnéaires. Il est impossible de faire un classement méthodique et sûr ; nous sommes contraint d'établir nos groupements tantôt d'après les parties du corps et les organes atteints, tantôt d'après des maladies spéciales ou des états morbides particuliers.

Nous mentionnerons d'abord une série d'

1. *Infirmités physiques et états de débilité* que, en partie, on ne saurait envisager comme maladies proprement dites, mais simplement comme conséquences de l'âge, du surmenage professionnel, etc., et vis-à-vis desquels nous nous efforçons, à l'aide de nos thermes de Wildbad, de retremper les corps débilités ou de rendre toute leur activité à des organes essentiels. Dans ce nombre figurent les *infirmités qu'entraînent l'âge, la faiblesse physique, l'impuissance, la faiblesse de l'appareil urinaire, celle qui résulte du surmenage intellectuel et physique, de la convalescence après de graves maladies fébriles, de grandes pertes de sang, les couches, les blessures, les opérations, tout les états de faiblesse générale et le besoin de repos.*

2. Le *rhumatisme* sous les formes les plus diverses et avec toutes ses complications : *le rhumatisme articulaire aigu et chronique* (pour le premier la cure de Wildbad ne sera appliquée qu'à l'expiration de la période fébrile), *le rhumatisme musculaire, l'arthrite déformante.*

3. Les *maladies des organes locomoteurs : les maladies des muscles articulaires,* qu'elles soient de *nature rhumatis-*

male ou de *nature goutteuse*, les suites des *plaies et des blessures causées par les armes à feu, les fractures, les ankyloses, la rétraction de cicatrices, les contusions, les entorses, les inflammations du périoste.*

4. Les *maladies du système nerveux.*

a) Les *névralgies* de toute sorte, surtout la *sciatique*, les *névralgies intercostales* et *faciales*, etc.

b) Les *paralysies périphériques* causées par les *lésions*, les *empoisonnements métalliques* (surtout les intoxications saturnines) ou par les *névroses* rhumatismales-goutteuses.

c) *Les troubles et les maladies fonctionnels* sans lésion organique, toutes les catégories de *névroses*, la *neurasthénie*, *l'hystérie* (danse de Saint-Guy), *l'irritabilité exagérée* du système nerveux.

d) *Maladies où l'organe est atteint : paralysies des nerfs* après les *attaques d'apoplexie* (hémorragie et embolie), mais pas avant la fin du sixième mois : *inflammation de la moëlle épinière, et de la méninge rachidienne, maladies chroniques* de la *moëlle épinière* telles que *rachitisme, atrophie musculaire progressive* dans sa première phase, *paralysie spinale des enfants, irritation spinale, paralysie de la moëlle épinière* occasionnée par *l'inflammation* ou la *fracture de la colonne vertébrale.*

5. *Troubles dans l'économie, anomalies constitutionnelles.* Mentionnons en première ligne la *goutte* avec ses formes si multiples et pour laquelle les eaux de Wildbad sont surtout employées avec *un succès éclatant.* En outre les *intoxications saturnines et mercurielles chroniques*, les *accidents secondaires et tertiaires de la syphilis, la scrofulose. L'ostéomalacie*, le *scorbut*, *l'anémie* et la *chlorose* et certains phénomènes secondaire du *diabète*, etc.

6. *Maladies* de l'appareil *urinaire et des organes sexuels : irritation de la vessie, catarrhe vésical chronique, catarrhes* déjà anciens du *canal de l'urèthre, dépôts graveleux, irrita-*

tion et inflammation des reins (cure d'eau thermale administrée en boissons, et chez les femmes surtout *l'aménorrhée et la dysménorrhée*, les *inflammations et les exsudations* se produisant dans les *organes du bassin*.

7. *Maladies des voies digestives : état catarrheux* de la *membrane muqueuse de l'estomac et de l'intestin, diarrhées* et *constipation chronique* (gymnastique médicale).

8. *Maladies des voies respiratoires et de la circulation : catarrhes du pharynx et du larynx, catarrhes des bronches* (le séjour de Wildbad n'est guère indiqué, à cause du climat, pour les malades atteints de maladies du larynx et des poumons, quelque peu sensibles), *troubles dans la circulation* et *maladies du cœur* en tant que phénomènes secondaires chez les *rhumatisants, troubles nerveux du cœur*, suites des *phlébites* et des *thromboses*.

9. *Maladies de la peau : démangeaisons nerveuses, zona, disposition* à la *furonculose* et à la *cellulite, abcès et ulcères torpides*. Pour les autres maladies de la peau affectant davantage l'organisme, Wildbad n'est pas indiqué. Il faut entrer dans un établissement spécial pour s'y faire traiter.

10. On pourrait mentionner encore l'influence favorable que les bains de Wildbad exercent dans les cas où il s'agit d'obtenir la *transformation régressive et de résorption, d'exsudations* et de *dépôts plastiques* dans les *parties charnues* ou les *cavités*, qui sont les conséquences *de lésions* ou *d'inflammations* dont il a été plusieurs fois question plus haut.

Telles sont les maladies pour le traitement desquelles les thermes et les autres moyens thérapeutiques de Wildbad sont indiqués. Dans les paragraphes 1 à 6 et dans le paragraphe 10 figurent les maladies traitées ici avec le plus de succès ; dans les autres j'ai simplement énuméré les états pathologiques des organes atteints par lesquels l'emploi externe ou interne des eaux de Wildbad a donné, il est vrai, de bons résultats, mais semble être moins spécialement indiqué.

Il existe, en outre, une série de maladies et d'états morbides qui ne sauraient être traités à Wildbad dont les eaux exerceraient plutôt, comme l'expérience le prouve, une influence directement défavorable sur la marche de la maladie. Nous en avons déjà mentionné un certain nombre. Nous allons compléter notre énumération en citant les suivantes : *états fébriles* de toute nature, toutes les *maladies de consomption*, surtout la *tuberculose pulmonaire*, les *tumeurs malignes* et *l'hémophilie*. Pendant la *grossesse*, la cure d'eau minérale présente des dangers. Pour *l'artériosclérose*, lorsqu'elle est très développée, la cure de Wildbad exige de grandes précautions.

Nous ne saurions élucider brièvement la manière dont tous ces états morbides si nombreux et si variés devront être traités le plus pratiquement et le plus efficacement par les eaux de Wildbad, ni pour lesquels de ces états les autres moyens thérapeutiques seront appliqués ou se combineront dans chaque cas particulier le plus avantageusement avec la cure balnéaire. Tout cela est trop du ressort spécial de la médecine et sort du cadre que je me suis tracé pour cette brochure. Le lecteur s'en tiendra donc à l'aperçu général que j'ai donné dans les chapitres qui précèdent.

En l'écrivant je me suis efforcé de faire ressortir surtout ce qui fait l'essence même, la vertu dominante des thermes de Wildbad et explique leur action curative si complexe La tâche que je me suis imposée est donc remplie.

Statistique des bains et des baigneurs de 1892 à 1901.

Années	Nombre des bains		Bains de vapeur et d'air chaud	Nombre total des bains	Nombre des cartes pour la semaine du gymnase médical	Nombre des baigneurs proprement dits	Nombre des étrangers, les touristes compris
	dans le grand établissement des bains à droite de l'Enz	dans le König-Karlsbad					
1901	122052	8737	9582	140371	696	8712	13016
1900	116271	9446	9672	135389	675	8750	12529
1899	114852	10083	10493	135428	677	8642	12941
1898	107114	9008	8781	124903	554	7858	12056
1897	102389	9013	7575	118977	428	7537	11119
1896	91584	9825	6342	107751	325	6426	9488
1895	94049	10398	6284	110731	308	6516	9074
1894	90578	9003	4399	103980	228	6156	9101
1893	80338	8898	4044	93280	253	5693	6510
1892	82839	7876	3105	93820	312	5528	6326

Appendice

Administration municipale.

A la tête de l'administration municipale et du service de
la police est placé le maire (*Stadtschultheiss*), M. Bätzner,
qui préside en même temps le tribunal local et remplit les
fonctions d'officier de l'état civil.

Commissariat des bains. Administration des bains.

Toutes les sources, l'ensemble des bâtiments et des installations balnéaires sont la propriété du gouvernement
würtembergeois ; leur administration ressortit au ministère
des finances, direction des domaines royaux, à Stuttgart.
L'administration à Wildbad même est confiée, d'une part,
a) au commissaire royal des bains (*Kgl. Badkommissär*) et
b) à l'administration royale des bains, comprenant :
1. le médecin des bains ;
2. l'inspecteur des bains ;
3. le caissier des bains.
Le commissaire royal est le représentant du gouvernement. Sous sa direction spéciale est placée tout l'ensemble
des distractions offertes aux baigneurs (le théâtre, l'orchestre, les concerts, les productions d'artistes dans les *Anlagen*
et dans la salle de conversation, les salles de lecture) ; c'est
lui qui organise les réunions, les bals de société, etc.

L'administration royale des bains dirige l'exploitation balnéaire et toutes les installations accessoires. Le médecin royal des eaux exerce le contrôle supérieur, principalement au point de vue médical, l'inspecteur royal des bains est le directeur technique, tandis que le service de la caisse et de la comptabilité est dirigé par le caissier royal.

Actuellement, ces fonctions se répartissent entre le général-major en retraite de Karass, commissaire royal ;

Le conseiller intime de la cour, Dr Weizsäcker, médecin royal du service des eaux ;

Feucht, inspecteur royal ;

Maier, caissier royal.

Le *Wildbader Badblatt* donne l'adresse de ces fonctionnaires et les heures où ils reçoivent.

La gare.

La gare est située à l'extrémité Nord de la ville. Les hôtels ont leur omnibus à la gare à l'arrivée et au départ de tous les trains. On y trouvera, en outre, des fiacres à un cheval et à deux chevaux, des portiers d'hôtel, des commissionnaires avec des charettes et des fauteuils à roulettes. Malgré cela, les baigneurs impotents feront bien d'annoncer d'avance l'heure de leur arrivée à leur hôtel ou à leur loueur, afin de tout trouver prêt ; ceux des baigneurs qui n'auront pas loué une chambre à l'hôtel ou dans une maison particulière et qui arrivent par le dernier train devront prévenir l'hôtelier ou le loueur.

Hôtels. Logements particuliers.

Il y a à Wildbad de grands hôtels de premier ordre, satisfaisant à toutes les exigences du confort moderne ainsi que des hôtels bourgeois modestes, des pensions, des villas et des maisons particulières en grand nombre, de sorte que tout baigneur trouvera à se loger selon ses goûts et ses ressources.

Comme nous l'avons dit plus haut, on trouvera à se renseigner avant de partir, sur la situation de tous ces hôtels et des maisons particulières, ainsi que sur les prix moyens, par la liste des logements et le plan que l'administration des bains envoie franco sur demande, avec le prospectus. Les baigneurs qui préfèrent un logement particulier à une chambre d'hôtel feront bien, s'ils ne connaissent pas encore Wildbad, de chercher un logement à leur convenance une fois qu'ils seront arrivés. Ils ne perdront pas de vue que pendant les quelques semaines où la saison bat son plein, les logements particuliers sont très courus.

Tout locataire de logement particulier devra se conformer aux prescriptions officielles réglant la location. En cas de litige, c'est le tribunal local qui décide (bureau à l'hôtel de ville).

Taxe à payer par les baigneurs (Kurtaxe).

Tout étranger séjournant plus de deux jours du 1er mai au 30 septembre doit la taxe dite *Kurtaxe* D'ordinaire elle est perçue au domicile du baigneur, le troisième jour, par un receveur désigné *ad hoc* par le caissier des bains. Comme reçu il remet la carte de *Kurtaxe*, carte qui devra être présentée aux surveillants à première réclamation.

La *Kurtaxe* est :

I. Pour mai et septembre.

	pour une semaine	pour 4 semaines et plus
1. par personne isolée, de	*M* 3	*M* 10.
2. pour une famille :		
a) pour le chef de famille, de	*M* 3	*M* 10.
b) pour tout membre adulte de la famille, de	*M* 2	*M* 5
c) pour tout enfant de 5 à 15 ans et pour les domestiques, de	*M* 0,50	*M* 2.

II. Pour juin, juillet et août.

	pour une semaine	pour 4 semaines et plus
1. par personne isolée, de	*M* 4	*M* 12.
2. pour une famille :		
a) pour le chef de famille, de	*M* 4	*M* 12.
b) pour tout membre adulte de la famille, de	*M* 3	*M* 8.
c) pour tout enfant de 5 à 15 ans et pour les domestiques, de	*M* 1	*M* 3.

La taxe est due à partir du troisième jour, en comptant celui de l'arrivée. Si ce troisième jour tombe en mai ou septembre, on appliquera la taxe nᵒ 1 ; dans le cas contraire, la taxe nᵒ 2.

Le paiement de la taxe donne droit aux auditions journalières de l'orchestre, à l'entrée de la salle de conversation, des salles de lecture, des Anlagen et à faire usage de l'eau minérale aux buvettes (Trinkbrunnen).

Mais l'administration se réserve de réclamer une entrée toutes les fois qu'elle organise des distractions spéciales pour les baigneurs.

Il ne sera fait droit aux réclamations que si elles sont faites dans les deux jours après la remise de la carte-taxe.

Les membres du corps médical et leurs familles ne doivent pas la *Kurtaxe*.

Les indigents peuvent demander la remise totale ou partielle de la taxe en s'adressant au commissaire royal ou à la mairie (*Stadtschultheissenamt*).

ÉTABLISSEMENTS
DE BAINS DE LA RIVE DROITE DE L'ENZ

a) Tarif des bains, linge compris
Bains thermaux

a) Dans le grand et le petit établissement de bains
(*Grosses u. kleines Badhaus*).

Bain des princes (*Fürstenbad*) I	*M* 6.
Bain des princes (*Fürstenbäder*) II et III	*M* 4.
Bain des princes (*Fürstenbäder*) IV à IX	*M* 3.5o
Cabinets de bain	*M* 2.5o
Piscines (*Gesellschaftsbader*)	*M* 1.5o

La douche thermale est gratuite, mais ne doit se prendre
que sur prescription du médecin.

b) Dans le *Katharinenstift* (bains des bourgeois).

Cabinets de bain	*M* 1.
Piscines (*Gesellschaftsbäder*)	*M* 0.5o
Douche thermale	*M* 0.20

La caisse des bains de la rive droite se trouve au rez-de-
chaussée de l'arrière-corps du *Badhotel*. Les heures où la
caisse est ouverte sont portées à la connaissance du public
par le *Badblatt* de Wildbad. Le mode spécial d'exploitation
qu'impose la nature de nos thermes nous met dans l'obliga-
tion d'inscrire sur les cartes le nom du baigneur, la salle
ou le cabinet et l'heure choisis par lui. Pendant les heures
où l'on donne des bains, nul ne peut entrer dans les établissements s'il n'est muni d'une carte qui doit être présentée
au garçon avant chaque bain et qui doit lui être remise
le jour où en expire la validité. D'ordinaire le baigneur
se fera délivrer une carte pour une série de bains (de
cinq à dix), afin que sa place et son heure puissent lui être
réservées. Les cartes ne sont pas transmissibles. Toutes

les fois qu'on voudra changer de division ou d'heure, on devra s'adresser à la caisse, où l'on pourra également retenir d'avance son cabinet de bain et son heure de bain.

Les heures de bain sont affichées dans les établissements et publiées dans le *Badblatt*.

Les membres du corps médical n'ont pas à payer de taxe pour faire usage des bains et de toutes les installations thérapeutiques de Wildbad. Pour obtenir leur laissez-passer, ils s'adresseront au commissaire royal ou au médecin des eaux royal.

Les bains sont placés, particulièrement au point de vue médical, sous le contrôle supérieur du médecin des eaux royal et sous la direction technique de l'inspecteur royal. Pour les réclamations, c'est à l'un ou à l'autre de ces fonctionnaires qu'on devra s'adresser. Le livre des réclamations est déposé à la caisse des bains.

b) Règlement concernant l'accès des salles de bains

Les établissements sont ouverts aux baigneurs aux heures dont le tableau aura été porté à leur connaissance. En dehors de ces heures l'entrée est interdite. La visite des établissements peut se faire l'après-midi de 1 h. 1/2 à 3 h. 1/2, sous la conduire du maître-baigneur. Se rendre à cet effet à la salle d'attente du grand établissement (*Warte-halle*).

Les portes donnant accès aux divisions et cabinets sont ouvertes 10 minutes avant l'heure.

Toutes les salles et cabinets de bains, tous les cabinets-vestiaires devront être évacués 10 minutes après l'heure, par les baigneurs.

On évitera le plus possible de faire du bruit à l'intérieur des établissements de bains, dans les salles et dans les cabinets-vestiaires. Il est sévèrement interdit de fumer et d'amener des chiens.

1. Règlement concernant les Fürstenbäder et les cabinets de bain.

Les garçons baigneurs et les baigneuses sont tenus de venir en aide aux malades à l'entrée et à la sortie du bain, pendant qu'ils s'habillent et se déshabillent. Ceux des malades qui auraient besoin d'une surveillance spéciale ou de soins spéciaux devront être accompagnés d'un personnel à eux.

Les garçons baigneurs et les baigneuses sont tenus d'être polis et complaisants.

Il est défendu de souiller l'eau ; l'usage du savon est interdit. On ne devra pas employer au bain, aussi peu qu'au vestiaire, des produits pharmaceutiques et de pansement dégageant une forte odeur. Pour prendre des bains à mélanges médicamenteux, on se fera assigner l'un des cabinets spéciaux destinés à cet effet.

Le baigneur est responsable des dommages qui résulteraient, pour l'administration des bains, de la non-observation de ces règlements ; il pourra être exclu de l'établissement sans avoir droit au remboursement de sa carte.

Tout baigneur devra s'arranger de façon qu'au plus tard 10 minutes après l'heure il ait fini de se rhabiller et soit en état de quitter l'établissement.

Le linge est compris dans la taxe des bains. Tout baigneur est libre de se servir de son linge personnel. Des bains pour lesquels on serait inscrit et qu'on n'aurait pas pris ne peuvent être remboursés.

En cas d'empêchement on pourra, une heure au moins avant et en apportant ou en envoyant sa carte, faire reporter le bain à une autre heure. Si on ne le fait pas, le bain est censé pris. Le report se fait à l'aide d'un timbre apposé sur la carte.

2. Règlement des bains pris en commun (Gesellschaftsbäder).

Avant leur premier bain dans la piscine, les baigneurs sont tenus de prendre un bain de propreté soit dans un cabinet de bain, soit l'après-midi, dans la piscine destinée à cet effet. Nulle exception n'est admise.

Les personnes atteintes d'exanthème ou ayant des blessures non cicatrisées, etc., ne sauraient être admises aux piscines. Le personnel a pour instruction, lors du bain de propreté, de contrôler les baigneurs à cet égard, et d'attirer l'attention de ceux qui seraient dans l'un des cas mentionnés ci-dessus, sur l'article du règlement qui les concerne. Dans les cas douteux, c'est le médecin des eaux qui décide.

Si un malade de ce genre, en cachant ses infirmités, s'attirait des désagréments de la part des autres baigneurs de sa piscine venant à découvrir la supercherie, il n'aurait qu'à s'en prendre à lui-même.

Il est de l'intérêt de tous les baigneurs que ces prescriptions soient strictement observées ; aussi toute infraction entraînerait-elle l'exclusion de celui qui s'en rendrait coupable.

Les enfants au-dessous de 15 ans ne sont pas admis aux bains en commun (*Gesellschaftsbäder*).

C'est le garçon de bain qui assigne à tout baigneur son cabinet-vestiaire.

Les garçons et les baigneuses sont tenus de se montrer serviables et polis vis-à-vis des baigneurs. Ils doivent les aider à entrer dans le bain et à en sortir, les aider également à se déshabiller et à se rhabiller, si leur service leur en laisse le temps.

Les baigneurs doivent revêtir, avant d'entrer dans la piscine, un tablier, les dames un manteau de bain.

Pendant le bain on doit se tenir tranquille et éviter tout ce qui, de quelque façon que ce soit, pourrait incommoder les autres baigneurs ; on ne causera pas à haute voix, on ne chantera ni sifflera, on ne fera pas rejaillir l'eau ni ne l'agitera par de brusques mouvements. Les baigneurs qui s'obstineraient à contrevenir à cette prescription s'exposeraient à être exclus sans pouvoir exiger le remboursement de la taxe de bains acquittée par eux.

Il est défendu de souiller l'eau et de s'y servir de savon. Ceux qui voudraient cracher, trouveront des crachoirs disposés sur les rebords du bassin. Il est également interdit de se servir, dans les cabinets-vestiaires, de produits pharmaceutiques dégageant une forte odeur pour frictions, etc.

Des sonnettes sont à la disposition des baigneurs, surtout de ceux qui ont peine à se mouvoir, pour leur permettre d'appeler le garçon de bain ou la baigneuse.

Cinq minutes avant la fin de l'heure, le signal est donné pour que tout le monde quitte le bassin. On devra s'y conformer aussitôt. Dix minutes après la fin de l'heure les baigneurs devront avoir quitté également les cabinets-vestiaires.

En cas d'empêchement, on pourra, avant le bain, prévenir le garçon et la baigneuse, en leur remettant la carte. Ce bain, on pourra le rattraper dans la quinzaine qui suit l'expiration de la carte. Mais si on a négligé de prévenir, le bain est considéré comme pris. Le report se fait à l'aide d'un timbre apposé sur la carte.

Bains électriques.

Tarif et règlement.

Le prix d'un bain électrique est de 3 M. Ces bains ne sont administrés que sur prescription du médecin et sous sa direction. Les cartes sont délivrées à la caisse sur production de l'autorisation du médecin. Le médecin assistant au bain a droit à des honoraires.

LES BAINS DE LA RIVE GAUCHE DE L'ENZ

Le. König-Karlsbad possède une caisse spéciale qui se trouve dans le vestibule. Il y est délivré des cartes pour :

1. Les bains d'eau minérale pris dans les cabinets (*abgekühlte Thermalbäder*).
2. Les bains de vapeur et les bains d'air chaud.
3. Le gymnase médical.

1. Bains d'eau minérale pris dans les cabinets de bain.

Abgekühlte Thermalbäder.

a) Tarif.

1. Bain de 6 à 8 h. 1/2 du matin et de 3 à 5 h.
   du soir   *M.* 2
1. Bain de 8 h. du matin à 1 h.   *M.* 2 50
   On ne paie pas pour la douche froide.

   La caisse ne délivre plus de billets à 2 *M.* dès qu'il est permis d'admettre qu'on ne pourra plus disposer d'un cabinet jusqu'à 8 h. 1/2.
1. Douche d'eau thermale extra   *M.* 0 40

b) Règlement concernant les bains pris dans les cabinets de bain.

Les bains peuvent être pris de 6 h. du matin à midi (1 heure) et l'après-midi de 2 à 3. Ce n'est que pendant ces heures qu'on délivre des cartes à la caisse du *König-Karlsbad*.

Les cartes ne sont valables que le jour où elles ont été prises. On n'en peut pas prendre ni pour le jour suivant, ni pour une série de bains à la caisse, qui ne peut pas non plus rembourser le prix des bains non pris. Le linge est compris dans le prix du bain.

Les cabinets de bain sont assignés aux baigneurs par les garçons et les femmes de service dans l'ordre dans lequel les cartes ont été prises à la caisse et d'après le numéro des cabinets. Personne ne peut prétendre à ce qu'un cabinet spécial lui soit attribué ; mais pour les baigneurs qui viennent régulièrement de 6 h. à 8 h. 1/2, on tâchera de leur réserver, dans la mesure du possible, la même cabine.

Le personnel devra attribuer les cabinets en se conformant strictement à l'ordre dans lequel les billets auront été pris. Les garçons et femmes de service s'exposeraient à être renvoyés au cas où ils feraient des passe-droits.

2. Bains de vapeur et bains d'air chaud.

a) Tarif.

1 Bain pris dans la matinée de 6 h. à midi (en pleine saison quand toutes les salles sont ouvertes). M 2

1 Bain pris l'après-midi de 3 à 5 h. (hors saison, quand les bains de vapeur et d'air chaud sont fermés et que les baigneurs n'ont à leur disposition que les bassins d'eau froide et d'eau chaude et les douches). M 1

Le même bain, l'après-midi, avec chaise longue M 1.30

Il n'est délivré que des cartes pour un bain qui devra être pris le jour même.

b) Règlement des bains de vapeur et d'air chaud.

On ne doit pas faire de bruit dans les cabinets-vestiaires ni dans les salles de bain. Il est interdit de fumer et d'amener des chiens.

Le maître-baigneur assignera leur cabinet-vestiaire aux

baigneurs. Si tous les cabinets sont pris, ceux-ci devront attendre qu'il y en ait de libres. Dans chacun de ces cabinets se trouve une armoire se fermant à clef. La clef peut être accrochée au costume de bain.

On part de ce principe que le baigneur est au courant quant au caractère spécial et à l'usage qu'on fait des bains d'air chaud et de vapeur, ou que son médecin lui a fourni les indications et les instructions nécessaires. Dans ce dernier cas, le personnel a pour consigne d'exécuter scrupuleusement ces prescriptions, tout en se conformant pour tout le reste à la consigne générale.

Les baigneurs ont deux heures environ pour le bain complet, y compris le temps qu'ils mettent à se déshabiller et à se rhabiller.

Le personnel seul a le droit de manier les appareils de douche.

Le personnel est tenu d'être poli et serviable vis-à-vis des baigneurs.

3. Gymnase médical.
(Medico-mechanisches Institut.)

Une carte pour les six séances de la semaine coûte *M* 6. Ces cartes sont délivrées à la caisse du *König-Karlsbad, uniquement sur présentation de la prescription d'un des médecins pratiquant à Wildbad.* Le service est placé sous le contrôle supérieur du médecin des bains royal. C'est à lui ou à l'inspecteur que l'on devra s'adresser si l'on a à faire des réclamations ou à exprimer un désir touchant le gymnase.

Heures de travail journalier (sauf le dimanche) :

Pour les hommes, le matin de 8 à 10 h.

Pour les femmes, le matin de 10 h. 1/2 à midi.

Au moment de la plus forte fréquence, il pourra y avoir des heures supplémentaires de travail, l'après-midi, s'il est besoin.

Autres dispositions concernant le gymnase médical.

Le travail est dirigé et surveillé, pour les hommes, par un instructeur (M. Held), pour les femmes par un instructeur-femme (Mlle Dillenius), qui exercent les malades à exécuter les différents mouvements et sont tenus de suivre strictement les indications du médecin. Des jeunes filles font le service des appareils et exécutent les permutations.

Le personnel de surveillance ne saurait de sa propre autorité changer les exercices et leur ordre ni intercaler d'autres appareils. Le médecin seul peut ordonner ces modifications. Les malades sont tenus de se conformer aux indications du médecin pour tout ce qui concerne l'application du règlement.

Pendant le travail et les repos ils ne feront pas de bruit. Il leur est interdit de fumer et d'amener des chiens.

Précautions à prendre par les malades pendant le travail.

Ils devront procéder sans précipitation pour exécuter les mouvements dans l'ordre indiqué, en faisant une pause de trois à cinq minutes chaque fois qu'ils auront exécuté trois mouvements.

Ils éviteront de faire des efforts physiques considérables immédiatement avant et après le travail du gymnase. Ceci s'applique surtout à ceux des malades qui sont débilités ou qui souffrent du cœur.

S'il devait se produire chez eux, après le travail, des troubles quelconques un peu profonds, ou encore une grande fatigue persistante, s'ils croyaient ne pas pouvoir supporter tel mouvement ou telle action, il leur est recommandé d'en avertir immédiatement leur médecin.

Il est essentiel qu'ils consacrent toute leur attention aux mouvements qu'ils exécutent et qu'ils se conforment exactement aux recommandations que le médecin leur aura faites pour régler le travail des poumons, aspiration et expiration. Dès lors ils ne devront ni lire ni causer pendant le travail.

Ils doivent porter un vêtement commode ; dès lors ils enlèveront les cols et les ceintures les serrant trop, les corsets qui empêchent la respiration et la liberté de mouvement du tronc et compriment les organes du bas-ventre, en outre les jarretières qui les serreraient trop.

Il va de soi qu'on ne se livrera jamais au travail du gymnase médical immédiatement après avoir pris un repas consistant (attendre au moins deux heures). Le déjeuner ordinaire du matin (café au lait et beurre) n'empêche pas le travail, au contraire il vaut mieux, surtout pour les personnes âgées ou débilitées, le prendre avant d'aller au gymnase.

Personnel médical, etc.

Médecins (d'après l'ordre alphabétique).

La partie officielle du *Badblatt* de Wildbad indique l'heure de leur consultation et donne leur adresse.

Dr. Hausmann, *Sanitätsrat*.

Dr. Josenhans, médecin pratiquant.

Dr. Lorenz, médecin pratiquant, médecin-major de l'armée bavaroise en retraite.

Dr. de Ponte, *Sanitätsrat*, médecin de l'hospice des enfants *Herrnhilfe*.

Dr. Teufel, médecin municipal, chargé du service de l'hôpital de la ville.

Dr. Weizsäcker, *Geheimer Hofrat*, médecin royal des eaux.

Pharmacie.

La pharmacie est située dans la *König-Karlstrasse*. Officine allopathique et homéopathique ; dépôt d'eaux minérales naturelles et artificielles ; préparations médicinales. Propriétaire : Dr. Metzger, pharmacien de la cour.

Garde-malades. Masseurs.

Les diāconesses protestantes (station : rue principale, *Hauptstrasse*, 152) et les sœurs catholiques (Villa Pauline, rue Olga) se chargent des fonctions de garde-malades et veillent les malades la nuit. S'adresser aux supérieures.

M. Held et Mlle Dillenius, instructeurs et surveillants du gymnase médical, massent, aux heures où ils sont libres, les malades sur prescription du médecin.

D'autres masseurs font leurs offres par la voie du *Badblatt*.

Tarif des commissionnaires.

a) *Commissionnaires sans charrette.*

1.	Course à l'intérieur de la ville avec des colis pesant jusqu'à 5 k.	M	0.35
	Course à l'intérieur de la ville avec des colis pesant jusqu'à 15 k.	M	0.50
2.	Course d'une demi-heure dans les parties éloignées de la ville.	M	0.50
3.	Heure de service ordinaire.	M	0.50
4.	Heure de déménagement, de course à l'extérieur ou de travail particulièrement pénible.	M	0.70

b) *Commissionnaires avec charrette.*

		à l'intérieur ;	à l'extérieur de la ville
1.	De 15 à 50 k.	M 0.70	M 0.85
2.	De 50 à 75 k.	M 0.85	M 1.
a.	De 75 à 100 k.	M 1.	M 1.20

augmentation de *M* 0.35 pour 50 k.

c) *Commissionnaires avec fauteuils à roulettes.*
(*Y compris la location du fauteuil.*)

1.	A l'intérieur de la ville et en vallée, l'heure par commissionnaire	M	0.85

2. En montagne, sur les flancs de la vallée,
l'heure par commissionnaire. *M* 1.20

Les grands hôtels et certaines maisons garnies ont des porte-chaises et des fauteuils à roulettes à eux et qu'ils mettent à la disposition de leurs clients.

En outre, les commissionnaires Collmer, Bott, Eitel, Mundinger, Schmid, Funk, Rothfuss, possèdent des fauteuils à roulettes; on peut en louer également chez Bätzner, serrurier, et chez Pfeiffer, charron.

Tarif de location des fauteuils à roulettes (sans garantie) (1).

Pour 1 heure, aller et retour, aux établissements de bain	*M*	0.25
1 heure, promenade	*M*	0.40
Par semaine	*M*	7...
Par mois	*M*	25...

Etablissements de bienfaisance.

L'hôpital royal Katharinenstift.

Le *Katharinenstift* est destiné à héberger les malades indigents qui sont sujets wurttembergeois. Ils y sont admis soit gratuitement (bains, nourriture et logement), soit en payant une faible pension alimentaire. Du 1er mai au 30 septembre on peut y admettre annuellement 300 malades environ. L'établissement est placé sous la direction médicale du médecin royal des eaux. Pour être admis il faut fournir un certificat d'indigence, de bonnes vie et mœurs, plus une attestation du médecin que l'état de l'impétrant exige,absolument, une cure à Wildbad. L'Etat supporte les frais.

---

(1) On éprouvera au début une grande fatigue à pousser ces fauteuils. Ce n'est qu'à la longue qu'on apprend à le faire sans dépense exagérée de forces.

L'établissement dit Herrnhilfe.

Cet établissement est une annexe de l'hôpital des enfants Werner à Ludwigsburg. Il reçoit pour la durée d'une cure de Wildbad les enfants malades de parents indigents. Médecin de l'établissement Dr de Ponte, *Sanitätsrat*. L'établissement est subventionné par l'Etat.

Bains gratuits. Secours.

Comme le *Katharinenstift* fournit des bains thermaux bien installés et efficaces, dans ses piscines, au prix modique de 5o pf., linge compris, il n'est pas fait de remise pour les autres bains.

Par contre, le commissaire royal des bains a le droit d'accorder aux baigneurs indigents la gratuité des piscines du *Katharinenstift* s'ils présentent un certificat d'indigence en règle et que le médecin royal des eaux apostille leur demande après avoir examiné la question au point de vue médical.

Des malades indigents, sujets bavarois et domiciliés de droit dans le cercle de Souabe-Neuburg peuvent être admis, grâce aux fonds provenant d'un legs de feu l'évêque Weckert de Passau, à faire une cure gratuite de 4 semaines environ à l'hôpital royal dit *Katharinenstift*, et s'il existe des excédents, ils sont employés à donner à d'autres indigents des secours et des bains gratuits.

En outre, les intérêts de la fondation de feu le comte E. W. de Kanitz, conseiller de justice prussien, et de son héritière, feu la demoiselle Mathilde de Derschau, à Hoheneck, sont employés en secours à fournir aux baigneurs allemands indigents — à l'exception des Wurttembergeois. — C'est le Conseil municipal de Wildbad qui administre ce legs. C'est à lui que devront être adressées les demandes avec les pièces à l'appui.

Enfin, la bienfaisance privée permet de fournir des

secours aux baigneurs indigents et aux pauvres de Wildbad qui en sont dignes. Dans les *Anlagen*, dans les grands hôtels, se trouvent des troncs où l'on peut déposer les dons. En outre, les dons de baigneurs reconnaissants sont reçus par le commissaire royal, le maire *(Stadtschultheiss)*, le pasteur et le curé. A ces dons s'ajoute le produit de différentes soirées, etc., organisées dans un but de bienfaisance.

Le Tagblatt de Wildbad.

Paraît du 1er mai au 30 septembre (en juillet et août tous les jours). Il donne en plus de la liste officielle des étrangers toutes les publications officielles se rapportant aux baigneurs et étrangers.

Expédition : Alb. Wildbrett, à Wildbad, 68, *König-Karlstrasse.*

Abonnement mensuel : M. 2,50, le numéro M. 0,10.

Outre ces publications officielles de l'administration municipale et de celle des bains, le lecteur trouvera dans la partie officielle de chaque numéro :

Les heures de bain dans les différents établissements thermaux et autres. L'heure à laquelle ces établissements peuvent être visités.

Les heures d'ouverture et de fermeture de la caisse des bains.

Le tarif des différents bains.

Le règlement concernant la *Kurtaxe.*

Les heures de service du bureau de poste, près de la gare, et du bureau auxiliaire du *Kurplatz*, du bureau télégraphique et des cabines téléphoniques publiques.

Le service du chemin de fer, heures d'arrivée et de départ des trains.

Les indications concernant les réunions de culte protestant, catholique et israelite.

En outre, tout ce qui concerne les distractions offertes aux baigneurs, l'annonce des bals et fêtes, hebdomadaires et autres, l'heure d'ouverture et de fermeture des salles de lecture et de jeux et du fumoir, au *König-Karlsbad*; les heures auxquelles joue l'orchestre dans les *Anlagen* et au *Kurplatz*, le répertoire et le spectacle du jour du Théâtre Royal des bains.

Enfin l'annonce de tous les concerts et productions d'artistes, des réunions et bals, des illuminations, feux d'artifice, etc.

Les principales promenades et excursions dans le voisinage immédiat et dans les environs de Wildbad. Le tarif des voitures, etc.

Au fort de la saison, un numéro supplémentaire du *Badblatt* sur beau papier paraîtra tous les quinze jours. Il contiendra les noms des baigneurs par ordre alphabétique et leur adresse. Il en sera adressé un grand nombre d'exemplaires aux autres stations balnéaires, clubs et cercles de l'étranger.

Distractions.

En plus des concerts, réunions, etc., il existe dans les *Anlagen* :

1. Le Théâtre Royal des Bains

Ressortissant au commissariat royal et jouant du 1er juin au 1er septembre tous les jours, sauf le jeudi. La salle a été réédifiée il y a quelques années et la troupe a toujours été excellente.

2. Le Lawntennis

Se trouve à l'extrémité sud des *Anlagen*, près du café de la *Rosenau*; il est spacieux et bien entretenu et il s'y trouve depuis 1092 un pavillon-restaurant, entouré d'un joli jardin d'où l'on jouit d'une belle vue sur la vallée et le petit lac où les amateurs trouveront des embarcations à rames.

3. Le Tir au pistolet et à la carabine Flobert

Situé en face. C'est l'installation sportive la plus récente.

4. Pêche à la truite

La truite est très abondante dans l'Enz. Le droit de pêche appartient à l'administration royale des bains. Les amateurs de pêche à la ligne y trouveront une ample moisson. On ne pêche qu'à la mouche. Les cartes d'abonnement et le règlement se trouvent à la caisse des bains. Pour une semaine 12 marks, pour trois semaines 30 marks la carte.

5. Librairie, Cabinet de lecture

La librairie Holland et Josenhans se trouve dans le bâtiment de la banque *König-Karlsstrasse* et offre aux baigneurs sa riche collection de publications allemandes et étrangères, en vente ou en location.

Enfin nous attirerons encore l'attention de nos lecteurs sur le *Charlottenweg* et les *Gartenanlagen* dans la partie des *Anlagen* le plus récemment établie. Les baigneurs y trouveront bien des commodités et des agréments.

Le *Charlottenweg*, dénommé ainsi en l'honneur de S. M. la reine Charlotte de Wurttemberg, gravit, en serpentant, le versant ouest de la vallée et mène jusqu'à la forêt. Il offre des points de vue charmants et variés sur la ville, les *Anlagen* et la vallée de l'Enz. A mi-hauteur on trouve la *Gartenhalle*, un pavillon vitré qui s'élève sur un point isolé et ensoleillé ; il est assez spacieux pour que des baigneurs en grand nombre y puissent séjourner agréablement, étant à couvert à la fois et au grand air.

La Banque de Wildbad (*Vereinsbank Wildbad*), directeur C. Bätzner, *König-Karlsstrasse*, 188, et le bureau de
banque de l'hôtel Klumpp sont en relation avec la plupart
des banques et institutions financières de l'Allemagne, de
la France, de l'Angleterre et de la Russie.

Des voitures directes Paris-Pforzheim circulent sur la
ligne de l'Est. De même il y a des voitures directes Franc-
fort-Wildbad et Stuttgart-Wildbad.